Soumitra Sen | Urvashi Guha

HARNSÄURE IN BALANCE

Bibliografische Information der Deutschen Nationalbibliothek
Die Deutsche Nationalbibliothek verzeichnet diese Publikation in der Deutschen Nationalbibliografie. Detaillierte bibliografische Daten sind im Internet über https://dnb.de abrufbar.

Für Fragen und Anregungen
info@m-vg.de

Wichtige Hinweise
Dieses Buch ist für Lernzwecke gedacht. Es stellt keinen Ersatz für eine individuelle medizinische Beratung dar und sollte auch nicht als solcher benutzt werden. Wenn Sie medizinischen Rat einholen wollen, konsultieren Sie bitte einen qualifizierten Arzt. Der Verlag und die Autoren haften für keine nachteiligen Auswirkungen, die in einem direkten oder indirekten Zusammenhang mit den Informationen stehen, die in diesem Buch enthalten sind.

Ausschließlich zum Zweck der besseren Lesbarkeit wurde auf eine genderspezifische Schreibweise sowie eine Mehrfachbezeichnung verzichtet. Alle personenbezogenen Bezeichnungen sind somit geschlechtsneutral zu verstehen.

1. Auflage 2023

Türkenstraße 89
80799 München
Tel.: 089 651285-0
Fax: 089 652096

Die 1. Originalausgabe erschien 2023 bei Ulysses Press unter dem Titel *The Uric Acid Handbook: A Beginner's Guide to Overcoming Hyperuricemia*.

Übersetzung: Marion Zerbst
Redaktion: Dr. Diane Zilliges
Umschlaggestaltung: Karina Braun
Abbildungen (Umschlag und Innenteil): Shutterstock/ S. 15, 35, 57, 90f., 115, 131, 147, 174f., 183: robbin lee; S. 15: bsd studio; S. 35, 57: Holo Art; S. 91: adehoidar; S. 115: MariMuz
Layout und Satz: Die Buchmacher – Atelier für Buchgestaltung, Köln
Druck: GGP Media GmbH, Pößneck
Printed in Germany

ISBN Print 978-3-7423-2501-3
ISBN E-Book (PDF) 978-3-7453-2272-9
ISBN E-Book (EPUB, Mobi) 978-3-7453-2273-6

Soumitra Sen | Urvashi Guha

HARNSÄURE IN BALANCE

Wie Sie Hyperurikämie in den Griff bekommen, um Gicht, Nierensteinen, Herzerkrankungen, Diabetes und Bluthochdruck entgegenzuwirken

riva

INHALT

STAN ENTDECKT, DASS SEIN HARNSÄURESPIEGEL ZU HOCH IST

Im Jahr 1990 schloss Stan sein Pharmaziestudium an der Stanford University ab. Da er sich für Kommunikation interessierte, schien ihm eine Karriere im Gesundheitsmarketing die besten Zukunftschancen zu bieten. Seine Universität vermittelte ihm ein paar Vorstellungsgespräche – unter anderem auch bei dem großen Pharmakonzern Sanofi, der ihn sofort engagierte. Doch eigentlich fühlte sich Stan viel mehr von den Kampagnen der Healthcare-Werbeagentur QR Associates angesprochen; und diese Agentur bot ihren Mitarbeitern auch genau die Work-Life-Balance und die flexible Arbeitszeiteinteilung, die er sich wünschte. Bei einer Preisverleihung lernte er den Chef von QR Associates kennen. Der war zwar viel älter als Stan, hatte aber die gleichen beruflichen Interessen und Vorstellungen wie er und fand sofort Gefallen an dem jungen Mann. Die beiden tauschten ihre Kontaktdaten aus und blieben in Verbindung.

Stans erstes Jahr bei Sanofi verging wie im Flug; als Mitglied des Markenmanagementteams hatte er alle Hände voll zu tun. Kurze Zeit später verliebte er sich in seine Teamkollegin Debbie. Sie verstanden sich gut und zogen zusammen in eine helle, freundliche Wohnung mit Blick auf die Bronx, ein paar Kilometer vom hektischen Leben und Treiben der Madison Avenue entfernt.

Eines arbeitsreichen Morgens erhielt Stan überraschend einen Anruf vom Chef von QR Associates, der ihm eine Stelle in seiner Werbeagentur anbot. Von da an ging es mit seiner Karriere steil bergauf. Dank seinem Engagement und seinem Talent im Umgang mit Kunden stieg Stan in der Unternehmenshierarchie blitzschnell nach oben. Endlich hatte er das Gefühl, es geschafft zu haben. Er machte Debbie einen Heiratsantrag und sie sagte sofort Ja.

Kaum jemand war beruflich so erfolgreich wie Stan. Er erwarb sich einen guten Ruf in der Branche und viele namhafte Kunden schwärmten von seinen Führungsqualitäten. Die Wände seines Büros hingen voller Trophäen und Medaillen. Und auch privat hatte er Glück: Inzwischen erwarteten Stan und Debbie eine kleine Tochter. Im Alter von 40 Jahren war Stan mit seinem Leben in der großen Metropole hundertprozentig zufrieden. Besser kann es nicht mehr werden, dachte er.

Doch da war ein kleines Ärgernis, das sich allmählich zu einem größeren Problem entwickelte und wie ein Damoklesschwert über ihm schwebte. Das Joggen war Stans große Leidenschaft. Seine morgendlichen Lauftouren spielten eine wichtige Rolle in seinem Leben. Beim Joggen hatte er Zeit zum Nachdenken, hörte Musik oder Podcasts, arbeitete Ideen aus, spielte Briefings durch, die sein Team von Kunden erhalten hatte, oder machte Pläne für den kommenden Arbeitstag. Das war seine Art, dem Leben immer einen kleinen Schritt voraus zu sein.

Doch in letzter Zeit hatte Stan immer mal wieder das Gefühl, dass sein linker Fuß beim Laufen nicht mehr so richtig mitmachte. Einmal bereitete er ihm sogar beim bloßen Gehen Probleme. Anfangs empfand Stan das einfach nur als lästig – eine kleine Unannehmlichkeit, über die er sich jedoch keine weiteren Gedanken machen wollte. Er pausierte eine Woche lang mit dem Laufen; daraufhin schien es seinem Fuß etwas besser zu gehen und er begann wieder wie gewohnt zu joggen.

Doch kaum hatte er die ersten anderthalb Kilometer hinter sich, kehrte das Gefühl der schmerzhaften Schwere in seinem linken Bein zurück. Inzwischen war es sogar noch schlimmer geworden. Stan konnte kaum noch seine gewohnte Laufgeschwindigkeit halten. Also verlangsamte er sein Tempo, und als es nicht mehr anders ging, begann er den linken Fuß etwas nachzuziehen. In den kommenden Tagen hatte er ein volles Arbeitsprogramm vor sich und dieser verdammte linke Fuß würde ihm bestimmt bei all seinen Plänen im Weg stehen.

Stan humpelte nach Hause, ging rasch unter die Dusche und versuchte, einfach nicht mehr daran zu denken. Debbie wartete geduldig am Frühstückstisch, während er sich fürs Büro fertig machte. Aber das Problem mit seinem Fuß belastete ihn doch, also beschloss er, mit Debbie darüber zu sprechen.

Als Stan an den Frühstückstisch trat, verzog er das Gesicht zu einem fröhlichen Lächeln und versuchte, optimistisch zu wirken. Er umarmte Debbie liebevoll und gab ihr einen Kuss. Nachdem er sich geräuspert, an seinem Kaffee genippt und die Nachrichten auf seinem Smartphone durchgesehen hatte, kam er wie beiläufig auf das Problem mit seinem linken Fuß zu sprechen, das ihn nun schon seit anderthalb Monaten quälte. Debbie hörte aufmerksam zu und überlegte, woran das wohl liegen könnte. Nach kurzem Nachdenken kam sie zu dem Schluss, dass Stans Lauftraining schuld daran sein musste. Vermutlich litt er an einer Plantarfasziitis, einer für Läufer typischen Erkrankung, bei der sich die Bänder an der Fußsohle entzünden und oft Fersenschmerzen verursachen. Debbie versprach Stan, im Internet ein bisschen zu dieser Erkrankung zu recherchieren.

Auf dem Weg ins Büro ging Stan immer wieder das Wort »Plantarfasziitis« durch den Kopf. Warum bin ich nur nicht früher darauf gekommen?, fragte er sich.

Im Büro angekommen, suchte er nach Youtube-Videos, in denen einfache Übungen zur Behandlung dieses Problems erklärt wurden. Am liebsten hätte er sofort damit angefangen; doch dann erhielt er eine E-Mail von seinem Chef, der ihn dazu einlud, nächste Woche auf einer internationalen Konferenz in Barcelona einen Vortrag zu halten.

Das würde seine erste Gelegenheit sein, Kollegen aus verschiedenen Ländern kennenzulernen, und natürlich freute er sich auch auf das spanische Essen und den guten Wein. Außerdem war das die ideale Gelegenheit, um eine kleine Laufpause einzulegen, seine Füße auszuruhen und sich ganz auf die Konferenz zu konzentrieren. Doch vor dieser Reise hatte Stan noch eine Menge zu erledigen.

Auf der Heimfahrt an diesem Tag hielt Stan bei einer Apotheke an, um sich Ibuprofen zu besorgen. Er nahm sich vor, dieses Mittel zweimal täglich nach den Mahlzeiten einzunehmen und regelmäßig die Übungen zu machen, die er auf Youtube gesehen hatte, damit die Entzündung in seinem Fuß endlich nachließ.

In den nächsten Tagen verzichtete Stan auf seine morgendlichen Joggingrunden und begann mit den Übungen und mit der Einnahme seines selbst verordneten Medikaments, während er sich gleichzeitig auf seinen Flug nach Barcelona vorbereitete. Die entzündungshemmende Wirkung des Arzneimittels machte sich fast sofort bemerkbar.

Am Tag seines Abflugs kehrten die Schmerzen in Stans linkem Fuß zurück; sie waren aber längst nicht mehr so schlimm wie vorher. Trotzdem fiel ihm der Weg vom Haupteingang des Flughafens bis zum Flugsteig ziemlich schwer. Als Stan dann auf seinem bequemen Platz in der Businessclass saß, vergaß er den Fuß jedoch schnell wieder, denn er freute sich auf seinen Besuch in dieser Stadt, die für ihre spektakuläre Architektur berühmt ist. Auch die Aussicht, neue Leute kennenzulernen, begeisterte ihn. Sein fröhlicher, energiegeladener Chef saß während des ganzen Flugs neben ihm, und Stan nutzte die Zeit, um seine Präsentation durchzugehen und ein kleines Nickerchen zu machen.

Doch beim Verlassen des Flughafens in Barcelona meldeten sich seine Fußschmerzen sofort wieder, und schon nach ein paar Schritten fiel es ihm schwer, mit seinem Chef Schritt zu halten, als die beiden durch die Zollabfertigung gingen. Auf dem Weg zum Taxistand schleppte Stan sich nur noch mit letzter Kraft hinter seinem Vorgesetzten her. Zum Glück war dieser in Gedanken so sehr mit ihrem bevorstehenden Aufenthalt in Barcelona und der Fahrtroute zum Hotel beschäftigt, dass ihm das nicht weiter auffiel.

Am nächsten Tag begann die Konferenz schon frühmorgens. Inzwischen hatte Stan ziemlich starke Schmerzen und machte sich ernsthafte Sorgen um seinen Fuß. Nach dem ersten Konferenztag beschlossen die Teilnehmer, sich abends noch in der Hotellobby zu treffen und gemeinsam einen Bummel über den berühmten Boulevard La Rambla zu machen. Stan hatte Angst vor diesem Ausflug, wollte aber kein Spielverderber sein.

Er teilte sich ein Taxi mit Dr. Rajendran, dem Leiter der QR-Associates-Zweigstelle in Neu-Delhi, mit dem er während der kurzen Fahrt ein bisschen Small Talk machte. Als Stan aus dem Taxi stieg und sie sich gemeinsam auf den Weg zur Rambla machten, fiel es ihm schwer, mit den anderen Schritt zu halten. Zwar fiel das den meisten Konferenzteilnehmern nicht auf, denn mit seiner großen, athletischen Statur wirkte Stan sehr fit und selbstbewusst. Dr. Rajendran, der neben seiner Arbeit bei QR in den Abendstunden noch eine Klinik leitete, blieb Stans Problem jedoch nicht verborgen.

Der Arzt schlug Stan taktvoll vor, in einem nahe gelegenen Café einzukehren, wo er Stan sofort nach seinem Fuß fragte. Da Stan wusste, dass Dr. Rajendran ein sehr angesehener Arzt war, erklärte er ihm peinlich berührt, dass er an einer Plantarfasziitis zu leiden glaubte. Er schilderte ihm seine quälenden Schmerzen, seinen hektischen Lebensstil und seine Schwierigkeiten, mit diesem Problem zurechtzukommen. Wahrscheinlich seien die Schmerzen darauf zurückzuführen, dass er seine Füße beim Joggen zu sehr überanstrenge, meinte er. Dr. Rajendran hört sich das alles aufmerksam an, war aber letzten Endes doch anderer Meinung. Er vermutete, dass Stan an einem akuten Gichtanfall litt, der durch zu hohe Harnsäurewerte in seinem Blut verursacht wurde. Nach seiner Rückkehr in die USA müsse er unbedingt einen Arzt aufsuchen. Dieser würde die erforderlichen Untersuchungen durchführen und ihm mehr über seine Krankheit erzählen. Danach könne er dann mit der Einnahme von Medikamenten und der von seinem behandelnden Arzt empfohlenen Rehabilitation beginnen. Bis dahin solle er seine Füße so wenig wie möglich belasten.

Das war ein ziemlicher Schock für Stan. Er hörte Dr. Rajendran in fassungslosem Schweigen zu; doch da er sich in Medizin und Pharmazie ziemlich gut auskannte, war ihm klar, dass der Arzt tatsächlich recht haben könnte. Er musste also nun der Möglichkeit ins Auge sehen, dass die Schmerzen, die ihn plagten, gar nicht auf eine Plantarfasziitis, sondern auf Gicht und zu hohe Harnsäurewerte zurückzuführen waren. Warum bin ich nicht gleich zum Arzt gegangen, fragte er sich.

Als Nächstes besprach Dr. Rajendran mit ihm, was getan werden konnte, um seine Beschwerden zu lindern. Beide Männer wussten, dass die moderne Medizin über bewährte Medikamente verfügt, um diese Krankheit in den Griff zu bekommen. Stan machte sich jedoch Sorgen darüber, dass seine Gicht ihn daran hindern könnte, sein derzeitiges aktives Leben weiterzuführen. Kurz entschlossen brach er seine Geschäftsreise ab und flog nach Hause zurück, um sich sofort um das Problem zu kümmern.

Noch vom Flugzeug aus rief er Debbie an und erzählte ihr von Dr. Rajendrans Hypothese. Sie erbot sich, einen Arzttermin für ihn zu vereinbaren, sobald er wieder zu Hause war. Aufgrund ihrer medizinischen Kenntnisse wusste Debbie, dass wohl einige Tests und Untersuchungen notwendig sein würden, um festzustellen, ob ihr Mann wirklich unter Gicht litt.

Stan dachte darüber nach, welchen Beitrag sein Lebensstil wohl zu dieser Erkrankung geleistet haben mochte. Tatsächlich hatte er in den letzten Jahren ein ziemlich ausschweifendes Leben geführt; Partys mit Kunden und Kollegen waren in seinem Job an der Tagesordnung. Und er wusste: Lebensmittel und Getränke, die Purine enthalten (eine Substanz, die zur Bildung von Harnsäure führt) – beispielsweise rotes Fleisch, Meeresfrüchte und Alkohol –, sind die Hauptursache für einen hohen Harnsäurespiegel, der wiederum zu Gicht führen kann. Stan überlegte, wann er das letzte Mal beim Arzt gewesen war – das musste schon Jahre her sein. Also beschloss er, nun konsequent zu sein und gleich nach seiner Heimkehr etwas an seiner Lebensweise zu ändern.

Schon am Tag nach seiner Landung in New York betrat Stan die Praxis seines Hausarztes, Dr. O'Reilly. Der untersuchte ihn kurz, nahm ihm Blut ab, machte eine Ultraschalluntersuchung und fertigte eine Röntgenaufnahme seines Fußes an. Obwohl die Ergebnisse der Blutuntersuchungen erst am nächsten Tag vorliegen würden, erklärte Dr. O'Reilly ihm, dass es sich bei dieser Erkrankung seiner Erfahrung nach wohl um Gicht handelte. Der Arzt stellte ihm ein Rezept für Allopurinol (ein Medikament zur Senkung erhöhter Harnsäurewerte) aus. In der ersten Woche solle er davon einmal täglich 100 Milligramm einnehmen, diese Dosis in der zweiten Woche auf 200 und in der dritten Woche auf 300 Milligramm erhöhen.

Stan vereinbarte einen Termin für einen weiteren Besuch bei Dr. O'Reilly in einem Monat, und der Hausarzt versicherte ihm, dass es seinem Fuß bis dahin schon viel besser gehen würde. Zur Linderung seiner Schmerzen verschrieb Dr. O'Reilly ihm außerdem ein rezeptpflichtiges Schmerzmittel. Sie sprachen auch über eine Ernährungsumstellung und andere Lebensstiländerungen, die notwendig sein würden, um Stans Gicht wieder in den Griff zu bekommen. Er würde Nahrungsergänzungsmittel wie beispielsweise Alpha-Liponsäure (ALA) und verschiedene Vitaminpräparate (zum Beispiel Vitamin B1, B6 und B12) einnehmen müssen; denn vermutlich würden die Ergebnisse der Laboruntersuchung zeigen, dass er unter einem Mangel an diesen und möglicherweise auch anderen Vitaminen und Nährstoffen litt, so wie es bei Gichtbetroffenen meist der Fall ist. Als Stan gerade sein Handy ausschalten und wegfahren wollte, erhielt er eine SMS von der Sprechstundenhilfe seines Hausarztes, die ihn aufforderte, am nächsten Tag zur Ernährungsberaterin in Dr. O'Reillys Praxis zu kommen.

Beruhigt machte er sich auf den Heimweg, um mit Debbie und ihrer Mutter zu Abend zu essen. Er hatte für die kommende Woche bereits Urlaub beantragt und freute sich auf ein erholsames Wochenende und die Chance, seine Gesundheit wieder in den Griff zu bekommen.

Stans erste Begegnung mit dem Begriff »Harnsäure« ist typisch für viele Menschen, die mit diesem Thema konfrontiert werden – oft ohne richtig zu verstehen, worum es dabei eigentlich geht. Auch wenn dieser Krankheitsprozess bei jedem ein bisschen anders verläuft, zeigt Stans Geschichte, wie leicht sich ein zu hoher Harnsäurespiegel in Ihr Leben einschleichen und gesundheitliche Probleme verursachen kann, die Ihnen vielleicht erst dann auffallen, wenn die Schmerzen richtig unangenehm werden. Unbehandelt kann ein zu hoher Harnsäurespiegel mit der Zeit zu bleibenden Knochen-, Gelenk- und Gewebeschäden führen und Nieren- sowie Herz-Kreislauf-Erkrankungen verursachen. Es ist wichtig, sich darüber klar zu werden, dass wir möglicherweise etwas an unserem Lebensstil ändern müssen, um solche krank machenden Stoffwechselstörungen in den Griff zu bekommen.

Mit Ihrem Interesse an diesem Buch haben Sie bereits den ersten wichtigen Schritt dazu getan. Insulinresistenz, Diabetes, Fettleber, Bluthochdruck, Hyperurikämie, Herz-Kreislauf-Erkrankungen, Schlaganfall, Gicht, Gelenkschmerzen, Adipositas und mentale Probleme haben nämlich alle einen gemeinsamen Feind: die Harnsäure.

In diesem Buch verraten wir Ihnen, wie Sie es schaffen können, besser mit einem erhöhten Harnsäurespiegel umzugehen. Das erfordert nur ein paar kleine Veränderungen in Ihrer Denkweise, Ihrem Körper und Ihrer Psyche. Sie erfahren, was Harnsäure ist, wie sie sich auf den Körper auswirkt und welche gesundheitlichen Risiken hohe Harnsäurewerte mit sich bringen. Unsere Ratschläge, Tipps und Strategien, wie Sie Ihren Harnsäurespiegel herunterregulieren und Ihren allgemeinen Gesundheitszustand verbessern können, werden Ihnen helfen, Ihr Leben weiterzuführen, ohne dass die Harnsäure dabei zu einem Hindernis wird.

Am Ende dieses Buches werden Sie in der Lage sein, praktische Maßnahmen gegen Ihren erhöhten Harnsäurespiegel zu ergreifen. Außerdem lernen Sie in dem Buch eine ganze Reihe leckerer Rezepte kennen, mit deren Hilfe man sich gesund ernähren und sein Essen zugleich genießen kann.

1

Harnsäure – was ist das eigentlich?

Die Geschichte von Stan kommt vielleicht vielen von uns bekannt vor. Wenn wir das mittlere Alter erreichen oder schon das 40. Lebensjahr überschritten haben, haben manche von uns das Gefühl, dass ihre Füße schwerer werden und öfter schmerzen. Nachdem wir mehr oder weniger erfolgreich versucht haben, selbst an diesem Problem herumzudoktern, geraten wir dann ins Getriebe unseres Gesundheitsökosystems, wo die Ärzte uns wahrscheinlich erklären werden, dass dieses Leiden – die Gicht – durch zu viel Harnsäure im Blut entsteht und behandelbar ist. Durch die regelmäßige Einnahme von Medikamenten und eine Veränderung unserer Lebensweise, so sagt man uns, werden wir dieses Problem höchstwahrscheinlich in den Griff bekommen. Das beruhigt uns und wir nehmen die vom Arzt verschriebenen Medikamente gehorsam ein und halten uns streng an seine Lebensstilempfehlungen, um möglichst schnell wieder zu dem körperlich fitten, selbstbewussten Menschen zu werden, der wir früher einmal waren. Doch sobald es uns wieder gut geht, fallen wir sofort in unsere alten Verhaltensmuster zurück – und ein paar Jahre später zeigen uns Gicht und erhöhte Harnsäurespiegel erneut ihr hässliches Gesicht.

Sicherlich kann man erhöhte Harnsäurewerte und Gicht gut in den Griff bekommen; schließlich gibt es viele optimistische Ärzte, Ernährungsberater und andere medizinische Fachkräfte, die uns dabei mit Rat und Tat unterstützen. Doch mit zunehmendem Alter kommen andere, bedrohlichere Volkskrankheiten wie Bluthochdruck, erhöhter Blutzucker oder Demenz auf uns zu, die alle etwas mit einem ungesunden Lebensstil zu tun haben. Unser Leben wird zu einer ständigen Serie von Arztterminen und Krankenhausaufenthalten und angesichts dieser vielen gesundheitlichen Probleme treten die negativen Auswirkungen eines erhöhten Harnsäurespiegels im Gesamtbild allmählich in den Hintergrund.

Von Gicht Betroffene und Ärzte, Ernährungsberater sowie Physiotherapeuten, die sich um solche Menschen kümmern, wissen, dass Gicht eine häufige, komplexe Form der Arthritis ist, die jeden treffen kann. Sie zeichnet sich durch plötzliche, heftige Krankheitsschübe mit Schmerzen, Schwellungen, Rötungen und Druckempfindlichkeit in einem oder mehreren Gelenken (in den meisten Fällen im großen Zeh) aus.

Aber ist das wirklich alles? Was wäre, wenn ein erhöhter Harnsäurespiegel auch noch viele andere Gesundheitsprobleme verursachen könnte? Was wir Ihnen jetzt verraten, wird Sie vielleicht überraschen: Wissenschaftlichen Untersuchungen zufolge kann ein erhöhter Harnsäurespiegel zu bleibenden Knochen-, Gelenk- und Gewebeschäden, Nieren- und Herz-Kreislauf-Erkrankungen führen, wenn man nichts dagegen unternimmt.[1] Außerdem hat die Forschung gezeigt, dass es einen Zusammenhang zwischen zu hohen Harnsäurewerten und Typ-2-Diabetes, Bluthochdruck, Fettleber und der Alzheimer-Krankheit gibt. Das ist der Hauptgrund, warum Ärzte erhöhte Harnsäurewerte (die sogenannte Hyperurikämie) inzwischen schon behandeln, *bevor* sie ernsthafte Probleme wie Gicht, Nieren- oder Herz-Kreislauf-Erkrankungen verursachen können.

Was um alles in der Welt ist Hyperurikämie?

Dabei handelt es sich um einen medizinischen Fachbegriff für einen Zustand, bei dem sich zu viel Harnsäure (mehr als die Niere herausfiltern kann) im Körper befindet. Dadurch können Harnsäurekristalle (oder Uratkristalle) entstehen, die sich dann in den Gelenken ablagern und Gicht verursachen, was sehr schmerzhaft und störend sein kann. (Nähere Informationen zu den Harnsäurewerten finden Sie im Kapitel »Unser Harnsäurespiegel« ab Seite 25.) Diese Kristalle können sich auch in den Nieren ablagern und Nierensteine bilden, was zu einer Nierenerkrankung führt.

Und nicht nur das: Eine Hyperurikämie kann auch viele andere, teilweise auf einen ungesunden Lebensstil zurückzuführende Krankheiten und Funktionsstörungen verursachen. Hier ein paar Beispiele dafür:

- Übergewicht bis hin zu Adipositas
- Diabetes
- chronische Niereninsuffizienz
- einige Krebsarten
- vermehrten Stress, der zu Bluthochdruck führt
- Schuppenflechte *(Psoriasis)*

Das größte Problem für Ärzte und Wissenschaftler besteht darin, dass viele Menschen unter solchen gesundheitlichen Problemen leiden, ohne sie mit erhöhten Harnsäurewerten in Verbindung zu bringen. Ihr behandelnder Arzt hat vielleicht keine Ahnung von Ihrem Lebensstil, und dass Sie unter einem zu hohen Harnsäurespiegel leiden, erkennt er womöglich erst, nachdem er verschiedene Tests und Untersuchungen bei Ihnen durchgeführt hat. Noch komplexer wird die Situation, wenn man bedenkt, dass manche Menschen zu hohe Harnsäurewerte haben, ohne unter einer der genannten Begleit- und Folgeerkrankungen zu leiden.

Wäre es da nicht am klügsten, seine Harnsäure in Schach zu halten – am besten sein ganzes Leben lang? Und wie wäre es, möglichst frühzeitig damit anzufangen? Würde es Ihnen dann womöglich leichterfallen, bis ins Alter glücklich, gesund und leistungsfähig zu bleiben? Es ist höchste Zeit, diese Fragen zu beantworten, damit wir unseren Harnsäurespiegel besser in den Griff bekommen und all unsere Jahre erfüllt leben können. Auf den folgenden Seiten wollen wir Ihnen den Begriff »Harnsäure« (und seine Auswirkungen auf alles, was mit Ihrer Gesundheit zu tun hat) näher erklären.

HARNSÄURE ($C_5H_4N_4O_3$)

Harnsäure ist ein weißes, geschmack- und geruchloses kristallines Produkt des Eiweißstoffwechsels, das in Blut und Urin vorkommt. (Für die ganz Neugierigen unter Ihnen: Stoffwechsel ist der Prozess, bei dem unser Körper Nahrungsmittel und Getränke in Energie umwandelt. Dabei vermischen sich die in diesen Nahrungsmitteln und Getränken enthalten Kalorien mit Sauerstoff, um die Energie zu erzeugen, die der Körper zum Leben braucht.) Meist denkt man gar nicht an seinen Harnsäurespiegel – es sei denn, man leidet unter gesundheitlichen Problemen wie Nierensteinen oder Gicht. Trotzdem kann diese heterozyklische Verbindung aus Kohlenstoff, Wasserstoff, Stickstoff und Sauerstoff unseren Stoffwechsel empfindlich stören. (Heterozyklische Verbindungen sind organische Verbindungen mit einer Ringstruktur, die mindestens ein Kohlenstoffatom und mindestens ein anderes Element – beispielsweise Stickstoff, Sauerstoff oder Schwefel – enthält.) So kompliziert diese wissenschaftliche Erklärung auch klingen mag: Letzten Endes ist Harnsäure einfach nur ein natürliches Abfallprodukt, das entsteht, wenn der Körper bestimmte chemische Substanzen namens *Purine* abbaut. Das Wort »Harn« in dem Begriff Harnsäure kommt daher, dass diese Säure als Abfallprodukt über den Urin oder Harn ausgeschieden wird. Normalerweise löst sie sich im Blut, durchläuft die Nieren und verlässt den Körper dann in Form von Urin. Seit zehn Jahren beginnen immer mehr Wissenschaftler und Mediziner auf der ganzen Welt, sich für diese Harnsäure zu interessieren, weil sich unser Lebensstil geändert hat und wir in zunehmendem Maß unter erhöhten Harnsäurewerten leiden.

Manch einer wird sich jetzt vielleicht fragen, ob Harnsäure einfach nur ein Stoffwechselabfallprodukt des Körpers ist, das keinen anderen Nutzen hat. Weit gefehlt! Die Harnsäure befindet sich nicht ohne Grund in unserem Körper. Das hat etwas mit dem Konzept der Konnektivität zu tun: In der Natur läuft nichts isoliert ab, alles ist mit allem verbunden – nur so kann das Leben funktionieren. Wir wollen also nun versuchen, dieses Prinzip der Konnektivität auf die Harnsäure anzuwenden.

EINE ZEITREISE

Gehen wir ein paar Millionen Jahre zurück in die Vergangenheit – in eine Zeit, als unsere frühesten Vorfahren noch nicht so zahlreich waren wie wir heute und ihr Dasein mit der Suche nach Nahrung (vor allem Früchten) fristeten. Alle zwei bis vier Wochen gingen sie außerdem auf die Suche nach Aas – Tieren, die von Raubtieren wie Tigern, Leoparden, Hyänen, Löwen oder Wildhunden getötet worden waren. Von Generation zu Generation wurden unsere Vorfahren selbstbewusster und lernten, schwächeres, schutzloseres Wild zu erjagen, wann immer sich eine Gelegenheit dazu ergab. Andererseits gehörten diese Vorfahren von uns Menschen selbst zu den schutzlosesten Raubtieren, die in der Wildnis umherstreiften, um nach Nahrung zu suchen, zu jagen und gejagt zu werden.

WELCHE BEDEUTUNG HATTEN FRÜCHTE FÜR DEN URMENSCHEN?

Was hat der Obstkonsum mit unserem Harnsäurespiegel zu tun? Ganz einfach: Beim Abbau von Fruktose entstehen Purine, und wenn diese Purine abgebaut werden, entsteht wiederum Harnsäure. Beobachtungen zufolge kann unser Körper im Rahmen des Fruktosestoffwechsels innerhalb von Minuten nach dem Verzehr von Fruktose (Fruchtzucker) Harnsäure bilden.[2]

Erschwerend kommt hinzu, dass es ein Gen gibt, das für die Bildung des Enzyms Uricase im Körper vieler Tiere zuständig ist. Dieses Enzym trägt dazu bei, Harnsäure in die harmlosen Moleküle Allantoin und Ammoniak aufzuspalten, die dann leicht über die Nieren in Form von Urin aus dem Körper ausgeschieden werden können. Uns Menschen ist dieses Enzym jedoch im Verlauf der Evolution leider verloren gegangen; wahrscheinlich trat schon bei einem weit entfernten Vorfahren des heutigen Menschen eine Genmutation ein, die zum Verlust der Uricase führte. Daher haben wir Menschen im Vergleich zu Fischen und Amphibien höhere Harnsäurewerte (siehe Kapitel »Unser Harnsäurespiegel« ab Seite 25). Das liegt daran, dass der Körper Uricase benötigt, um Harnsäure abzubauen.

Interessanterweise beeinträchtigt Uricase aber auch die Umwandlung von Fruktose in Fett. Die Uricase, die Harnsäure abbaut, schränkte also gleichzeitig auch die Fähigkeit der Urmenschen ein, Fettspeicher aus Fruktose anzulegen, die sie dann in Notzeiten zum Überleben hätten nutzen können.[3]

Doch irgendwann konnte unser Körper aufgrund der bereits erwähnten Genmutation im Verlauf mehrerer Evolutionsgenerationen schließlich gar keine Uricase mehr produzieren. Diese Mutation (die das für die Bildung von Uricase zuständige Gen außer Gefecht setzte) hat zu unseren heutigen erhöhten Harnsäurespiegeln geführt. Insgesamt hat sich diese Entwicklung so ausgewirkt, als wäre ein Fettschalter in unserem Körper umgelegt worden; denn bei uns heutigen Menschen, die keine Uricase mehr bilden können, entstehen durch den Verzehr von Obst deutlich größere Fettspeicher.

Früchte enthalten Fruktose – einen Zucker, der nach seinem Abbau im Körper als Fett gespeichert wird. Diese Fettspeicher lieferten in einem geringeren Maße auch schon den früheren Menschen Energie; gleichzeitig trug dieser Mechanismus zur Entfernung von überschüssigem Zucker aus dem Blut bei. Im Lauf von Jahrmillionen der Evolution ermöglichte uns die aus unseren Fettspeichern gewonnene Energie nicht nur das Überleben – auch unser Gehirn ist dadurch größer und komplexer geworden und hat sich zum größten Energieverbraucher unseres Körpers entwickelt. (Das menschliche Gehirn nimmt sich fast 80 Prozent der vom Körper erzeugten Energie.) All das bot uns eine effiziente Methode der Energiespeicherung, die uns bis zu einem gewissen Grad vor dem Verhungern schützte und unsere Überlebenschancen in einer unbarmherzigen Welt verbesserte.

Doch dann gab es aufgrund einer Genmutation plötzlich weniger Uricase in unserem Körper und somit mehr freie Harnsäure in unserem Blut. Auch das war immer noch kein Problem – bis wir anfingen, öfter Eiweiß zu uns zu nehmen, worauf wir an späterer Stelle in diesem Kapitel noch näher eingehen werden.

FLEISCHVERZEHR UND SEINE AUSWIRKUNGEN AUF DIE HOMINIDEN

Werfen wir nun einen Blick auf die Jagd und den Verzehr von Aas – Beschäftigungen, denen sich unsere Vorfahren viel seltener widmeten als dem Sammeln von Früchten, denn es gab nicht so viele Tiere, die wehrloser waren als sie und auf die sie Jagd machen konnten. Doch hin und wieder aßen sie schon Fleisch, wenn sich eine Gelegenheit dazu ergab, weil es eine gute Eiweißquelle für sie darstellte. Eiweiß trägt zum Zellwachstum und zur Erhaltung und Reparatur von Zellen bei. Überschüssiges Eiweiß wird jedoch in Glykogen umgewandelt und so lange im Körper gespeichert, bis dieser es als Energiequelle benötigt: Dann spaltet er es in Glukose auf, die er als zusätzlichen »Treibstoff« nutzt. Durch die Verdauung dieser tierischen Eiweiße entstehen chemische Substanzen namens Purine (die beim Stoffwechsel von Fruktose oder ATP, dem Energieträger Adenosintriphosphat, oder Energiemolekülen gebildet werden) – ein Prozess, der für unseren Organismus auch heute noch eine wichtige Rolle spielt. Beim Abbau der Purine entsteht wiederum Harnsäure als Stoffwechselendprodukt – damals allerdings nur in kleineren Mengen, die der Körper leicht verarbeiten konnte und die dann über die Nieren im Urin ausgeschieden wurden.

UNSERE HEUTIGE VERDAUUNG

Und nun wollen wir einen Blick auf unsere heutige Verdauung werfen. Im Vergleich zu unseren Vorfahren essen wir modernen Menschen übermäßig viel Obst, das unserem Körper eine Menge Fruktose liefert, und außerdem auch sehr viel Fleisch. Von beidem führen wir unserem Körper mehr zu, als er braucht; und das hat Konsequenzen, die unserer Gesundheit schaden können.

Überschüssige Fruktose und überschüssiges tierisches Eiweiß werden entweder als Glykogen im Körper gespeichert oder in zusätzliches Fett umgewandelt, das sich im Lauf der Zeit in Form von Fettdepots ansammelt.[4] All das führt zu einem Überschuss an Harnsäure im Körper, die nicht so leicht ausgeschieden werden kann und daher oft auf unnormal hohe Werte ansteigt (siehe unsere Ausführungen über Harnsäurewerte auf Seite 25). Denn schließlich haben wir heute täglich Zugang zu Fruktose und Eiweiß, während bei den Urmenschen früherer Zeiten vielleicht nur alle ein bis zwei Tage Obst und nur alle zwei Wochen (oder sogar nur einmal im Monat) Eiweiß auf dem Speisezettel stand. Unser heutiger übermäßiger Purinkonsum erschwert es dem Körper, überschüssige Harnsäure auszuscheiden; und das bringt viele gesundheitliche Probleme mit sich.

Folgende Lebensmittel und Getränke, die einen hohen Puringehalt haben, können zu einem Anstieg Ihres Harnsäurespiegels beitragen:

- Meeresfrüchte (vor allem Lachs, Garnelen, Hummer und Sardinen)
- rotes Fleisch
- Innereien wie beispielsweise Leber
- Lebensmittel und Getränke, die Maissirup enthalten
- Alkohol (vor allem Bier, auch alkoholfreies)

Überraschenderweise führten unsere Vorfahren jahrmillionenlang ein gesundes Leben und konnten in einer gefährlichen Welt überleben, ohne Kohlenhydrate zu sich zu nehmen. Auf dieses Thema werden wir im Abschnitt »Kohlenhydrate: notwendig oder überflüssig?« auf Seite 32 noch näher eingehen. Wenden wir uns nun wieder der Harnsäure zu. Warum gibt es sie überhaupt? Brauchen wir sie wirklich?

WELCHE FUNKTION ERFÜLLT HARNSÄURE IN UNSEREM KÖRPER?

Und jetzt kommt der Clou: Unser Körper bildet das Stoffwechselendprodukt Harnsäure nicht nur, um es über die Nieren wieder auszuscheiden. Diese Harnsäure, die bei der Verstoffwechselung tierischer Eiweiße gebildet und aufgrund unseres mutierten Uricase-Gens nicht mehr abgebaut wird, hat auch ihren Nutzen.

Unser Körper muss den Harnsäurespiegel im Blutplasma auf einem optimalen Niveau halten, um unsere körpereigene Abwehr zu unterstützen und in Gang zu halten.[5] Aufgrund wechselhafter Witterung und des gelegentlichen Verzehrs bereits in Verwesung übergehender Früchte und toter Tiere brauchten die Menschen früher ein starkes Immunsystem, anders hätten sie die Nöte und Entbehrungen des Lebens in einer primitiven Welt nicht überstanden. Die Harnsäure leistete einen hervorragenden Beitrag zur Unterstützung ihres Immunsystems. Das ist eine weitere wichtige Folge der Genmutation, durch die uns die Uricase verloren gegangen ist.

Wissenschaftler bezeichnen Harnsäure oft als »Stimulans unseres Immunsystems«. Das liegt daran, dass Harnsäure vernarbtes Gewebe im Körper zum Abheilen bringen kann, indem sie den für die Gewebereparatur notwendigen Entzündungsprozess in Gang setzt (Entzündungen sind nicht unbedingt immer etwas Schlechtes!). Dieser Entzündungsprozess half den Menschen in grauer Vorzeit bei der

Heilung offener Wunden, die sie sich bei der Jagd oder Nahrungssuche zugezogen hatten, und schützte sie vor Krankheitserregern, die in diese Wunden häufig eindrangen. Das war und ist ein sehr sinnvoller immunologischer Mechanismus. Allerdings haben wir uns dadurch auch zu einem Säugetier entwickelt, das gelernt hat, mit chronischen Entzündungsprozessen zu leben.

Außerdem kann Harnsäure als Stimulans des Immunsystems schädliche freie Sauerstoffradikale abfangen oder vernichten, die sonst unsere Zellen angreifen und zerstören würden. Freie Sauerstoffradikale sind, wie wir inzwischen wissen, jene unzähligen schädlichen Moleküle in unserem Körper, die Zellen zerstören können. Die Harnsäure, die wir produzieren, ist ein wichtiges Antioxidans, das unseren Körper gesund erhält, indem es die Vermehrung dieser freien Sauerstoffradikale eindämmt.

Ein weiterer wichtiger Prozess, bei dem Harnsäure als Stoffwechselendprodukt entsteht, ist die Zelllyse, also der Tod alternder Zellen und die Instandhaltung lebender Zellen. Da unser Körper aus Millionen von Zellen besteht, befindet er sich in einem ständigen Wandlungsprozess: Einige Zellen altern, einige sterben ab; andere Zellen sind jung und robust und wieder andere entstehen gerade erst. In dieser wunderbaren mikrokosmischen Welt von Geburt, Wachstum und Tod entsteht ständig Harnsäure als Stoffwechselendprodukt und sorgt dafür, dass unser Immunsystem angeregt, unterstützt und in Gang gehalten wird.

UNSER HARNSÄURESPIEGEL

Und nun kommen wir zu einem weiteren Punkt in dieser spannenden Geschichte. Ein Zuviel oder Zuwenig – egal wovon – ist niemals gut für unseren Körper. Die Natur hat alles so konzipiert, dass es fein ausbalanciert ist. Das gilt auch für die Harnsäure! Der Harnsäurespiegel im Blutplasma sollte bei Männern idealerweise zwischen

3,5 und maximal 8 Milligramm pro Deziliter (mg/dl) liegen, bei Frauen liegt der Optimalwert zwischen 2,5 und 7 Milligramm pro Deziliter.

Ein Harnsäuretest kann als Blut- oder Urinuntersuchung durchgeführt werden. Für einen Bluttest entnimmt eine medizinische Fachkraft mit einer kleinen Nadel eine Blutprobe aus einer Vene in Ihrem Arm. Nach dem Einstich wird eine kleine Menge Blut in einem Reagenzglas oder Fläschchen gesammelt.

ZU NIEDRIGER HARNSÄURESPIEGEL

Vielleicht wird es Sie überraschen, dass der Harnsäurespiegel in unserem Körper auch manchmal zu tief absinkt. Diese ziemlich selten vorkommenden erniedrigten Harnsäurewerte (die man auch als Hypourikämie bezeichnet) deuten oft auf andere Gesundheitsprobleme hin – zum Beispiel auf die Wilson-Krankheit, eine Erbkrankheit, bei der sich Kupfer in den Körpergeweben ablagert.

Die Faustregel, dass sich alles in der Natur im Gleichgewicht befinden muss und alles mit allem zusammenhängt, gilt nämlich auch für Kupfer. Dieses Spurenelement ist in geringen Mengen für unsere Gesundheit notwendig, da es zusammen mit Eisen zur Bildung roter Blutkörperchen beiträgt. Wenn es sich jedoch in größeren Mengen im Körper anreichert, kann es zu Gehirn- und Leberschäden oder sogar zum Tod führen. Interessanterweise besteht hier eine Korrelation mit der Harnsäure: Man hat nämlich festgestellt, dass die Wilson-Krankheit stets mit einem zu niedrigen Harnsäurespiegel einhergeht.

Außerdem verursachen zu niedrige Harnsäurewerte eine seltene Nierenerkrankung namens Fanconi-Syndrom. Meist wird dieses Syndrom durch eine Cystinose verursacht, bei der die Nieren übermäßig viel Harnsäure ausscheiden. Bei einer Cystinose sammelt sich zu viel Cystin (eine Aminosäure, also ein Eiweißbaustein) in den Zellen an. Dieses überschüssige Cystin schädigt die Zellen und bildet häufig Kristalle, die sich in vielen Organen und Geweben ablagern und dadurch Probleme verursachen können. Außerdem wird das Fanconi-Syndrom auch oft durch Alkoholismus verursacht – ein weiterer Grund, warum man seinen Alkoholkonsum im Griff haben sollte.

ZU HOHER HARNSÄURESPIEGEL

Nun wollen wir uns mit erhöhten Harnsäurespiegeln (Hyperurikämie) befassen, einem sehr viel häufigeren Zustand, der verschiedene gesundheitliche Probleme verursacht. Unter einem erhöhten Harnsäurespiegel verstehen wir Werte über 8 mg/dl bei Männern und über 7 mg/dl bei Frauen. Alles, was darüber liegt, ist bereits ein Alarmsignal. Die häufigste Erkrankung, in der sich eine Hyperurikämie äußert, ist Gicht. Wie bereits erwähnt, sehen Ärzte in der Gicht mittlerweile einen Vorboten anderer Lebensstilerkrankungen; zum Beispiel steigt dadurch das Risiko für Diabetes, Herz-Kreislauf-, Leber- und Nierenerkrankungen, Alzheimer, Schilddrüsenprobleme und auch für eine erektile Dysfunktion.

An dieser Stelle möchten wir erwähnen, dass der normale Harnsäurespiegel im Körper eine Art »goldenen Mittelweg« darstellt; das heißt, er sollte weder zu hoch noch zu niedrig sein. Das ist genau wie bei unserem schönen blauen Planeten, der weder zu kalt noch zu heiß ist, sondern genau die richtige Temperatur hat, sodass Leben auf dieser Erde existieren kann.

UNSERE VORFAHREN UND DIE HARNSÄURE

Kommen wir zu unseren frühesten Vorfahren zurück. Historiker, Anthropologen und Paläopathologen haben herausgefunden, dass diese menschlichen Urahnen vor dem Aufkommen der Landwirtschaft (also vor ungefähr 15 000 bis 20 000 Jahren) manchmal nur alle zwei bis drei Tage etwas zu essen bekamen. Das hielt ihren Körper und ihren Geist in einem überreizten Hungerzustand: Ihr Gehirn drängte sie dazu, auch nach dem Verzehr einer sättigenden Mahlzeit weiter nach Nahrung zu suchen, weil sie niemals wussten, wann oder woher sie kommen würde. Alles, was durch den Eiweißstoffwechsel an Harnsäure entstand, wurde zur Anregung des Immunsystems gebraucht; und dann wurde diese Harnsäure in kleinere Moleküle wie Allantoin und Ammoniak aufgespalten, die die Nieren problemlos ausscheiden konnten.

Die Analyse ausgegrabener menschlicher Körper aus jener Zeit hat eindeutig gezeigt, dass unsere Vorfahren aufgrund ihres ausgewogenen Harnsäurespiegels im Vergleich zu modernen Menschen stets einen gesunden, niedrigen Blutdruck hatten. Wissenschaftliche Untersuchungen zeigen sogar, dass der Blutdruck bei diesen prähistorischen Menschen auch im Alter nicht anstieg – was in unserer heutigen Welt leider fast schon als Selbstverständlichkeit gilt. Wir nehmen es ohne jede Spur von Erschrecken hin, dass sich unser Blutdruck mit zunehmendem Alter erhöht.

Außerdem hat man festgestellt, dass unsere Vorfahren auch im mittleren und fortgeschrittenen Alter eine sehr viel höhere Insulinsensitivität und einen niedrigeren Nüchterninsulinspiegel hatten, als dies bei uns heute der Fall ist. Diabetes hat es damals also vielleicht noch gar nicht gegeben. Ferner wiesen unsere Vorfahren bessere Knochenmarker und einen niedrigeren Body-Mass-Index auf, weil sie normale Harnsäurespiegel hatten. (Beim Abbau von altem und bei der Bildung von neuem Knochen entstehen Knochenumbauprodukte.

Körpergewicht in kg		Körpergröße in cm: 152.4	154.9	157.4	160.0	162.5	165.1	167.6	170.1	172.7	175.2	177.8	180.3	182.8	185.4	187.9	190.5	193.0
45.5	100	19	18	18	17	17	16	16	15	15	14	14	14	13	13	12	12	12
47.7	105	20	19	19	18	18	17	17	16	16	15	15	14	14	13	13	13	12
50.0	110	21	20	20	19	18	18	17	17	16	16	15	15	14	14	14	13	13
52.3	115	22	21	21	20	19	19	18	18	17	17	16	16	15	15	14	14	14
54.5	120	23	22	22	21	20	20	19	18	18	17	17	16	16	15	15	15	14
56.8	125	24	23	22	22	21	20	20	19	19	18	18	17	17	16	16	15	15
59.1	130	25	24	23	23	22	21	21	20	19	19	18	18	17	17	16	16	15
61.4	135	26	25	24	24	23	22	21	21	20	20	19	18	18	17	17	16	16
63.6	140	27	26	25	24	24	23	22	22	21	20	20	19	19	18	18	17	17
65.9	145	28	27	26	25	24	24	23	22	22	21	20	20	19	19	18	18	17
68.2	150	29	28	27	26	25	25	24	23	22	22	21	21	20	19	19	18	18
70.5	155	30	29	28	27	26	25	25	24	23	22	22	21	21	20	19	19	18
72.7	160	31	30	29	28	27	26	25	25	24	23	23	22	21	21	20	20	19
75.0	165	32	31	30	29	28	27	26	25	25	24	23	23	22	21	21	20	20
77.3	170	33	32	31	30	29	28	27	26	25	25	24	23	23	22	21	21	20
79.5	175	34	33	32	31	30	29	28	27	26	25	25	24	23	23	22	21	21
81.8	180	35	34	33	32	31	30	29	28	27	26	25	25	24	23	23	22	22
84.1	185	36	35	33	32	31	30	29	29	28	27	26	25	25	24	23	23	22
86.4	190	37	36	34	33	32	31	30	29	28	28	27	26	25	25	24	23	23
88.6	195	38	36	35	34	33	32	31	30	29	28	28	27	26	25	25	24	23
90.9	200	39	37	36	35	34	33	32	31	30	29	28	28	27	26	25	25	24
93.2	205	40	38	37	36	35	34	43	32	31	30	29	28	27	27	26	25	25
95.5	210	41	39	38	37	36	35	34	33	32	31	30	29	28	27	27	26	25
97.7	215	42	40	39	38	37	35	34	33	32	31	30	30	29	28	27	26	26

extrem adipös · adipös · übergewichtig · normalgewichtig · untergewichtig

BMI-Tabelle für Erwachsene: *Diese Grafik zeigt die verschiedenen BMI-Kategorien auf der Basis von Daten der Weltgesundheitsorganisation (WHO). Die gestrichelten Linien stellen Untergruppen innerhalb einer Hauptkategorie dar.*

Diese Knochenmarker lassen sich anhand von Blut- und Urinuntersuchungen nachweisen, um festzustellen, ob die Knochenabbau- und/oder Knochenbildungsrate abnormal verändert ist, was auf eine Knochenerkrankung hindeuten könnte. Der BMI ist ein Maß für das Körpergewicht beziehungsweise die Körpermasse, das bei erwachsenen Männern und Frauen auf der Basis von Körpergröße und Gewicht errechnet wird.)

Erkenntnissen von Paläopathologen zufolge hatten unsere Vorfahren weniger Fett, wie Messungen der unteren Trizeps-Hautfalten an Skelettresten zeigen. Diese Urmenschen waren sehr viel fittere, schlankere und brutalere biologische Maschinen als die stärksten Menschen unserer heutigen Zeit: Sie hatten mehr Muskeln und weniger Fett. Während Sie dies lesen, haben Sie vielleicht die weiche Fettschicht im Blick, die sich so gemütlich um Ihren Bauch herumgelegt hat, nicht wahr? Nun, die Jäger und Sammler früherer Zeiten hatten überhaupt kein Bauchfett. Alles, was sie aßen, wurde als Fett im Körper gespeichert und in den nächsten zwei bis drei Tagen sofort in Form von Energie verbraucht, wenn sie in den Urwäldern nach Früchten suchten. Auch der Harnsäurespiegel dieser Urmenschen blieb normal, denn tierische Eiweiße standen nur selten auf ihrem Speisezettel, und das wenige Eiweiß, das es gab, wurde sofort in Fett und Energie umgewandelt, während das Stoffwechselendprodukt Harnsäure seine positiven Aufgaben im Körper erfüllte. All dies legt den Schluss nahe, dass erhöhte Harnsäurewerte als Gesundheitsproblem damals einfach noch nicht existierten.

HUNGERHORMONE: LEPTIN UND GHRELIN

Die ersten Menschen regulierten ihr Hungergefühl auf sehr viel bessere Weise, als wir das heute tun. Als Erklärung dafür möchten wir Ihnen zwei Hormone vorstellen: Leptin und Ghrelin.

Zunächst ein paar allgemeine Informationen über Hormone. Während Enzyme wie beispielsweise die Uricase Katalysatoren für biochemische Reaktionen (also Reaktionen, die in unserem Körper ablaufen) sind, wirken Hormone im Körper wie Botenmoleküle: Nachdem sie an einer Stelle gebildet wurden, wandern sie in andere Körperregionen und tragen dort zur Regulation der Arbeit von Zellen und Organen bei. Insulin ist zum Beispiel ein Hormon, das von den Betazellen in der Bauchspeicheldrüse gebildet wird und an der Regulation unseres Blutzuckerspiegels mitwirkt.

Das Hormon Leptin, das vom Gehirn ausgeschüttet wird, sorgt dafür, dass wir nicht zu oft Hunger bekommen, während das Hormon Ghrelin Hungergefühle auslöst, wenn sich unser Magen leer anfühlt. Dieses Zusammenspiel zwischens Leptin und Ghrelin sorgt dafür, dass wir unsere Fettspeicher effizient nutzen und unseren Magen in regelmäßigen Abständen füllen. Beide Hormone beeinflussen das Sättigungsgefühl und den Hunger und spielen für unsere Energiebilanz und -regulation eine wichtige Rolle.

Man könnte sagen, dass unser Körper früher darauf programmiert war, sich ständig im Hungermodus zu befinden und bei jeder sich bietenden Gelegenheit so viel wie möglich zu essen. Auf diese Weise entwickelten wir mit der Zeit die Fähigkeit, gegen das Hormon Leptin resistent zu werden, sodass unser Körper kein Sättigungsgefühl verspürte, wodurch sich die Wirkung des Hungerhormons Ghrelin verstärkte. Mit anderen Worten: Unser Hungergefühl sorgte dafür, dass wir immer weiter nach Nahrung suchten, um bei der nächsten Mahlzeit genug zu essen zu haben.

Auch in unserer heutigen Zeit haben wir ziemlich oft Hunger, nicht wahr? Dieses Phänomen bezeichnet man auch als »hedonistischen Hunger«. Dabei handelt es sich um ein Hungergefühl, hinter dem in Wirklichkeit nur unser Vorstellungsvermögen steckt: Unsere Fantasie führt uns das Bild eines schönen, lockeren Omeletts oder blutigen Steaks vor Augen. Das bringt die Verdauungssäfte zum Fließen. All das geschieht, weil wir darauf programmiert sind, auf unser Hungerhormon Ghrelin zu hören und die sättigende Wirkung des Leptins auszublenden. Diese Entwicklung, die in früheren Phasen unserer Evolution durchaus sinnvoll war, hat sich inzwischen zu einem Nachteil für uns entwickelt: Denn dadurch drängt unser Gehirn uns dazu, immer mehr zu essen, da Nahrung heutzutage leicht verfügbar ist und wir nicht mehr danach suchen oder sie erjagen müssen. Das Ergebnis: Wir essen mehr, als unser Körper braucht!

Leptin hilft uns auch dabei, langfristig ein normales Gewicht zu halten. Der Leptinspiegel in unserem Blut steht nämlich in direktem Zusammenhang mit der Menge unseres Körperfetts und diese hängt wiederum unmittelbar mit erhöhten Harnsäurespiegeln zusammen. Eine Leptinresistenz führt dazu, dass wir Hunger haben und mehr essen, selbst wenn unser Körper über genügend Fettspeicher verfügt. Das führt dazu, dass wir mehrmals täglich etwas zu uns nehmen: Frühstück, Mittag- und Abendessen und zwischendurch gönnen wir uns oft auch noch einen Snack oder ein Stück Kuchen zum Kaffee und so weiter und so fort. Bei einem hohen Leptinspiegel würden wir nicht so oft Hunger bekommen.

KOHLENHYDRATE: NOTWENDIG ODER ÜBERFLÜSSIG?

Und nun ist es an der Zeit, das große Rätsel rund ums Thema Kohlenhydrate zu lösen! Das bringt uns zu den Anfängen der Landwirtschaft zurück. Von den über 3 Millionen Jahren, die wir schon auf diesem Planeten leben, haben wir ungefähr 2,98 Millionen Jahre mit dem Verzehr von Obst und tierischem Eiweiß zugebracht. Dann, vor etwa 20 000 Jahren, entdeckten und erfanden wir die Landwirtschaft – ein wahnsinnig bedeutungsvoller und prägender Schritt in der Menschheitsgeschichte, aber aus Sicht unseres Harnsäurespiegels ein großer Fehler; denn nun fanden plötzlich Kohlenhydrate Eingang in unsere Kost und wurden zu einer reichlich vorhandenen Nahrungsquelle. Unser Körper, der sich über Jahrmillionen an den Verzehr von Obst, Beeren und tierischem Eiweiß gewöhnt hatte, änderte nun plötzlich seine Essgewohnheiten, ohne dass er Zeit gehabt hätte, sich darauf einzustellen. Wir nahmen jetzt viele Kohlenhydrate zu uns und speicherten sie in Form von Fett, das schwerer abzubauen ist. An zweiter und dritter Stelle unseres Speisezettels standen Fruktose aus Obst und Eiweiß aus tierischer Nahrung.

Denn die Landwirtschaft bescherte uns nun eine Fülle an Früchten und tierischem Eiweiß. Wir bauten Obstbäume an und hielten Nutztiere, um unserem Körper Proteine zuführen zu können, wann immer wir Appetit auf eiweißhaltige Lebensmittel hatten. Doch die Natur hat das eigentlich so nicht vorgesehen. Durch den Überfluss an Kohlenhydraten, Fruktose und Proteinen geriet unser Stoffwechsel aus dem Gleichgewicht. Wir hatten das Harnsäure abbauende Enzym Uricase ja bereits durch eine Genmutation verloren, lange bevor wir lernten, Landwirtschaft zu betreiben. Und ohne diese Uricase war unser Körper außerdem jetzt in der Lage, Fruktose in Fettspeicher umzuwandeln. Dank der Landwirtschaft begannen wir uns auch noch mit tierischem Eiweiß vollzustopfen, wann immer wir wollten – oft sogar täglich –, und so kam es zu einem schädlichen Anstieg des Harnsäurespiegels.

Bei Ihrem Wunsch, fitter und schlanker zu werden, denken Sie vielleicht auch manchmal daran, welche Rolle die Harnsäure im Leben unserer Vorfahren gespielt hat und wie sie plötzlich zu einem großen Übel geworden ist, als ihr Spiegel in unserem Körper zu sehr anzusteigen begann. Denn als die früheren Jäger und Sammler anfingen, Landwirtschaft zu betreiben, wurden Kohlenhydrate zum vorherrschenden Nährstoff. Und da die Uricase schon vor Jahrmillionen von der Bildfläche verschwunden war, wandelte unser Körper nun mehr Fruktose und Protein in Fett um. Infolgedessen begann sich Harnsäure in unserem Körper anzusammeln, die er nicht mehr loswerden kann, und dadurch steigt auch unser BMI. Adipositas ist in unserer heutigen Zeit zu einer Epidemie geworden, die sich nur noch schwer in den Griff bekommen lässt.

2

Begleit- und Folgeerkrankungen eines zu hohen Harnsäurespiegels

Inzwischen ist Ihnen sicherlich schon klarer geworden, dass erhöhte Harnsäurewerte nicht nur Gicht, sondern auch noch eine ganze Reihe anderer gesundheitlicher Probleme verursachen. Versuchen Sie sich nun einmal die Tragweite unserer heutigen Volkskrankheiten vor Augen zu halten: Fast die Hälfte aller Erwachsenen in den USA (47 Prozent oder 116 Millionen) leidet an Bluthochdruck – definiert als systolischer Blutdruck über 130 Millimeter Quecksilbersäule (mmHg) oder diastolischer Blutdruck über 80 mmHg.[6] In Deutschland ist es jeder dritte Erwachsene, also etwa 20 Millionen Menschen.[7] All das führt uns zu einer wichtigen Frage: Warum kommt Bluthochdruck *(Hypertonie)* selbst bei Jugendlichen und bei Menschen, die nicht übergewichtig sind, immer häufiger vor? Jeder dritte Erwachsene leidet an Bluthochdruck und jeder zehnte Jugendliche zwischen 12 und 19 Jahren hat einen erhöhten Blutdruck – das sind wirklich erschreckende Zahlen.[8] In Deutschland sind es 3 Prozent der Kinder und Jugendlichen.[9]

Höchstwahrscheinlich ist diese Bluthochdruckepidemie auf einen erhöhten Harnsäurespiegel im Körper zurückzuführen. Laut Angaben von Dr. Peter Grayson (Rheumatologe am Boston Medical Center und Leiter einer Analyse mehrerer Studien zu diesem Thema) wurden aus den meisten dieser Studien Faktoren herausgerechnet, von denen man weiß, dass sie das Risiko für die Entstehung von Bluthochdruck erhöhen, beispielsweise Alter, Familiengeschichte, Körpergewicht und Tabakkonsum. Auf diese Weise konnten Dr. Grayson und sein Team feststellen, ob Harnsäure unabhängig von diesen Faktoren das Bluthochdruckrisiko erhöht. Die 18 analysierten Studien umfassten Daten von insgesamt 55 607 Teilnehmern; 13 025 dieser Probanden litten an Bluthochdruck. Die Forscher kamen zu einem erschreckenden Ergebnis: Bei den Teilnehmenden mit Hyperurikämie war die Wahrscheinlichkeit, später einen Bluthochdruck zu entwickeln, um über 40 Prozent höher als bei den Probanden ohne Hyperurikämie. Frauen mit besonders hohen Harnsäurespiegeln und Menschen, bei denen die Harnsäurewerte bereits in relativ jungen Jahren ansteigen, sind besonders bluthochdruckgefährdet.

HYPERURIKÄMIE

Doch zum Glück gibt es auch eine gute Nachricht: Gegen eine Hyperurikämie kann man etwas tun. Man kann sie in den Griff bekommen und unter Kontrolle halten – und zwar, indem man bereits die asymptomatische Hyperurikämie (einen erhöhten Harnsäurespiegel, der noch keine Symptome hervorruft) rechtzeitig erkennt und behandelt. Wir alle sollten die Überprüfung des Harnsäurespiegels in unseren Gesundheits-Check-up aufnehmen. Denn wenn eine Hyperurikämie unbehandelt bleibt, kann sie gravierende gesundheitliche Probleme verursachen. Doch selbst wenn der Arzt feststellen sollte, dass Sie an einer Hyperurikämie leiden, ist das noch lange kein Grund zur Besorgnis, denn mit Medikamenten und einer nachhaltigen Änderung Ihrer Lebensweise lässt sich dieses Problem sehr gut behandeln.

HYPERURIKÄMIE UND GICHT

Inzwischen ist allgemein bekannt, dass das Hauptsymptom einer Hyperurikämie die Gicht ist. Bei einem erhöhten Harnsäurespiegel können Uratkristalle steinartige Ablagerungen in Gelenken, Weichteilen, Knochen und Haut bilden und einen Gichtanfall mit starken Schmerzen auslösen.

Die Gicht wird oft als häufige, komplexe Form der Arthritis beschrieben, bei der es zu einem plötzlichen Anfall mit Schmerzen, Schwellung, Rötung und Druckempfindlichkeit an der betroffenen Stelle kommt. Wenn man nichts dagegen tut, können diese Harnsäurekristalle die betroffenen Gelenke oder Gewebe mit der Zeit immer mehr schädigen.[10]

Die traditionelle Behandlung von Gichtschüben mit harnsäuresenkenden Medikamenten hat sich insofern bewährt, als sie die Lebensqualität verbessert, auch wenn sie nicht für alle Betroffenen optimal ist. Außerdem leiten die Ärzte bei Gicht eine entzündungshemmende Therapie ein, um der Ablagerung von Harnsäurekristallen in den Gelenken Einhalt zu gebieten. Allopurinol ist nach wie vor das Medikament der ersten Wahl, um den Harnsäurespiegel auf ein normales Niveau zu senken. Es wird meist zusammen mit Colchicin oder nicht-steroidalen Antirheumatika (NSAR) verschrieben, um die Wirksamkeit zu erhöhen.

Manche Medikamente (wie beispielsweise Allopurinol und nicht-steroidale Antirheumatika) können lokale Entzündungen, die durch einen Gichtanfall verursacht werden, nicht immer schnell zum Abklingen bringen. Das erfordert Geduld und eine gewissenhafte Medikamenteneinnahme; denn eine vollständige Genesung von einem Gichtanfall braucht Zeit (wie lange, das ist von Mensch zu Mensch verschieden). Das weckt in manchen Betroffenen vielleicht Zweifel im Hinblick auf die Wirkung der Medikamente, die sie gegen ihre Gicht einnehmen. Auf der rechten Seite finden Sie eine Liste von Arzneimitteln, die zur Behandlung dieser Erkrankung eingesetzt werden.

Ein Anstieg des Harnsäurespiegels über den Normbereich hinaus führt aber nicht unbedingt immer zu einem Gichtanfall, da viele Faktoren, die eine Hyperurikämie verursachen, für die Entstehung der Gicht nicht relevant sind oder zumindest keine wichtige Rolle spielen. Auch bestimmte Nahrungsmittel oder Medikamente können eine Hyperurikämie auslösen. Bei einer Nierenfunktionsstörung oder Zellschädigung kann der Harnsäurespiegel aufgrund einer Veränderung der Nierenfunktion plötzlich ansteigen und eine Hyperurikämie verursachen. Berichten zufolge können auch Medikamente wie beispielsweise Diuretika, Antiepileptika (Valproat und Phenobarbital), Cyclosporin, Theophyllin, Favipiravir (ein Virostatikum) und Pyrazinamid den Harnsäurespiegel erhöhen.

Psychischer Stress, Fasten oder Dehydrierung aufgrund körperlicher Aktivität können die Harnsäurewerte ebenfalls in die Höhe treiben.

Obwohl die genannten Medikamente oder Erkrankungen hin und wieder auch einen akuten Gichtanfall auslösen können, sind erhöhte Harnsäurespiegel normalerweise doch eher ein vorübergehendes Phänomen. Dass es dadurch zu einem Gichtanfall kommt, gilt als unwahrscheinlich, wenn diese Harnsäurebelastung nicht länger andauert beziehungsweise die Medikamente nicht in höheren Dosen eingenommen werden. Umstritten ist, ob die Pseudogicht (eine durch Kalziumpyrophosphat-Ablagerungen verursachte Form der Arthritis mit plötzlichen schmerzhaften Schwellungen in einem oder mehreren Gelenken, die Tage oder Wochen andauern kann) zu den gleichen Entzündungssymptomen führen kann wie eine Gicht ohne Hyperurikämie.

Medikament/Wirkstoff	Wirkmechanismus
Allopurinol	Dämmt die Harnsäureproduktion ein
Febuxostat	Dämmt die Harnsäureproduktion ein
Colchicin	Lindert die Entzündung
Indomethacin	Lindert durch Gichtanfälle verursachte Gelenkschmerzen
Probenecid	Unterstützt die Nieren bei der Ausscheidung von Harnsäure aus dem Körper
Losartan	Senkt den Harnsäurespiegel
Kortikosteroide	Bekämpft Entzündungen, die durch erhöhte Harnsäurespiegel verursacht werden
Fenofibrat	Senkt den Harnsäurespiegel

NATURHEILKUNDLICHE BEHANDLUNGSMETHODEN BEI GICHT

Manche Arzneimittel, die gegen Gichtanfälle helfen, bestehen ausschließlich aus natürlichen Produkten wie beispielsweise Beeren. Uric Acid Complete ist ein solches koscheres Produkt aus biologischem Anbau, das die Gelenke auf natürliche Weise von Harnsäure befreit. Dabei handelt es sich um ein flüssiges Naturheilmittel, dessen Inhaltsstoffe die Nierenfunktion unterstützen, die Durchblutung anregen und zur Kontrolle des Harnsäurespiegels beitragen.

Solche Produkte enthalten normalerweise natürliche Zutaten wie Wasser, Apfelessig, Sauerkirsche, Rote Bete, Zitrone, schwarze Karotte, Pfefferminze, Limette, Zimt, Rosmarin, Chanca Piedra, Zitronensäure, Trauben, lila Mais und Rotkohl.

HOMÖOPATHIE

Die Homöopathie ist ein medizinisches System, das vor über 200 Jahren in Deutschland entwickelt wurde. Sie beruht auf zwei unkonventionellen Theorien:

- **»Gleiches heilt Gleiches«:** der Gedanke, dass eine Krankheit durch eine Substanz geheilt werden kann, die bei gesunden Menschen ähnliche Symptome hervorruft.
- **»Gesetz der kleinsten Dosis«:** die Vorstellung, dass die Wirkung eines Arzneimittels umso stärker ist, in je niedrigerer Dosis man es einnimmt. Viele homöopathische Mittel sind so stark verdünnt, dass sie gar keine Moleküle der ursprünglichen Substanz mehr enthalten.

Homöopathische Mittel werden aus Pflanzen (zum Beispiel roten Zwiebeln, Arnika, Giftefeu, Tollkirschen und Brennnesseln), Mineralien (zum Beispiel weißem Arsenik) oder Tieren (beispielsweise zermahlenen ganzen Bienen) hergestellt. Die Behandlungen sind »individualisiert«, also genau auf das jeweilige Individuum zugeschnitten – oft erhalten verschiedene Menschen mit ein und derselben Krankheit unterschiedliche Therapien. Die Homöopathie verwendet ein anderes Diagnosesystem für die Zuordnung von Behandlungen zu den individuellen Menschen und erkennt in den Krankheitszeichen und Symptomen des Betreffenden andere klinische Muster als die Schulmedizin.

Man weiß, dass homöopathische Mittel den Harnsäurespiegel unter Kontrolle halten und auch gegen akute Gichtanfälle helfen. Die im Folgenden beschriebenen Mittel können bei der Behandlung von Gicht eine große Hilfe sein, wenn Sie Ihre Hyperurikämie homöopathisch behandeln möchten.

Lycopodium wird bei folgenden Symptomen und Erkrankungen eingesetzt:

- bei chronischer Gicht mit Kalkablagerungen in den Gelenken
- bei geistiger Regsamkeit in Kombination mit schwacher Muskelkraft
- bei einem abgemagerten (dünnen und ausgemergelten) Körper mit Neigung zu Blähungen
- bei Angstgefühlen und Furcht vor dem Alleinsein
- wenn der Betroffene kein großes Selbstvertrauen hat, sich bei Krankheit aber arrogant und eigensinnig verhält
- bei Schmerzen in den Fersen, als würde man auf einen Kieselstein treten
- wenn sich der eine Fuß heiß und der andere kalt anfühlt
- bei langsam fließendem Urin mit groben roten Sedimenten (sandähnlichen Partikeln)
- bei Rückenschmerzen, die sich beim Wasserlassen bessern
- wenn die rechte Körperhälfte besonders stark betroffen ist
- wenn sich die Beschwerden gegen Abend (vor allem zwischen 16 und 20 Uhr) zu verstärken scheinen

Colchicum eignet sich gut für die Linderung plötzlicher Gichtanfälle, ist aber wirksamer, wenn man es dauerhaft gegen eine chronische Gichterkrankung einnimmt. Es wird in folgenden Fällen eingesetzt:

- wenn die betroffenen Stellen rot und geschwollen sind, sich heiß anfühlen und reißende Schmerzen verursachen, die vor allem nachts auftreten
- wenn sie empfindlich auf Berührung reagieren
- wenn der Patient bei heißem Wetter reißende Schmerzen und bei Kälte stechende Schmerzen in den Gelenken verspürt
- wenn die Gicht die große Zehe oder Ferse befallen hat
- bei Magenbeschwerden, die mit Gicht einhergehen
- bei Übelkeit oder gar Ohnmacht beim Geruch von Speisen (vor allem Fisch)
- bei einem eisigen Kältegefühl im Magen
- bei dunklem, braunem oder schwarzem Urin, der wie Tinte aussieht

Urtica urens wird aus der Brennnessel hergestellt und fördert die Ausscheidung von Harnsäure aus dem Körper. Daher wird es in folgenden Fällen eingesetzt:

- wenn der Patient zu Gicht in Kombination mit Steinbildung neigt
- bei Gelenkbeschwerden, die mit Nesselsucht (Urtikaria) einhergehen oder sich damit abwechseln
- wenn die Schultern (Deltamuskelbereich), Handgelenke und Fußknöchel betroffen sind
- wenn der Patient keine Berührung und keinen Kontakt der betroffenen Stellen mit Wasser, kühler, feuchter Luft oder Schneeluft verträgt

Lithium carbonicum kommt in folgenden Fällen zum Einsatz:

- bei Schwellungen und Druckempfindlichkeit der Finger- und Zehengelenke, die sich bei Behandlung mit heißem Wasser bessern
- bei einer knotigen Schwellung der Gelenke
- bei Schmerzen in den Fußknöcheln beim Gehen
- wenn der Patient unter Kopfschmerzen, saurem Magen, Übelkeit und bohrenden Magenschmerzen leidet, die beim Essen nachlassen
- wenn der Urin rote Sedimente (Sand) enthält, spärlich fließt und eine trübe dunkle Farbe hat
- wenn die Gelenkbeschwerden mit einer Herz-Kreislauf-Erkrankung einhergehen

Ledum wird in folgenden Fällen eingesetzt:

- wenn die Gicht eine Folge übermäßigen Alkoholkonsums ist
- wenn die Gelenkentzündung in den unteren Gliedmaßen beginnt und dann allmählich immer weiter nach oben ansteigt
- wenn der Ballen des großen Zehs geschwollen ist, manchmal eine rote oder bläuliche Färbung hat und sich kalt anfühlt
- wenn sich die Schmerzen durch Eintauchen der betroffenen Stelle in einen Eimer mit eiskaltem Wasser lindern lassen
- wenn sie sich im warmen Bett normalerweise verschlimmern
- wenn der Patient zwar kälteempfindlich ist, aber trotzdem keine Bettwärme verträgt

Acidum benzoicum wird in folgenden Fällen eingesetzt:

- bei Gichtsymptomen, die mit stark verfärbtem und übel riechendem Urin einhergehen
- bei reißenden Schmerzen im betroffenen Gelenk
- wenn sich die Gicht in der Achillessehne (knapp oberhalb der Ferse) festzusetzen scheint

- wenn sich die Symptome an der frischen Luft und beim Freilegen der betroffenen Stellen verschlimmern

Zur Behandlung von Gicht sind eine gründliche Anamnese und eine anschließende konstitutionelle Behandlung durch einen qualifizierten Homöopathen erforderlich. Man sollte bei Krankheiten grundsätzlich nicht zur Selbstmedikation greifen. Die genannten Arzneimittel sind nur ein paar Beispiele dafür, welche homöopathischen Mittel bei Gicht zum Einsatz kommen. Wir haben sie lediglich erwähnt, um auf die Wirksamkeit der Homöopathie bei dieser Erkrankung hinzuweisen.

UND WENN EINE HYPERURIKÄMIE NICHT BEHANDELT WIRD?

Eine Hyperurikämie kann nicht nur Gicht verursachen, sondern auch zahlreiche andere negative gesundheitliche Auswirkungen haben, auf die wir bereits auf den vorigen Seiten eingegangen sind. Nun wollen wir diese Folgeerkrankungen ein bisschen näher beschreiben. Lassen Sie uns mit der Frage beginnen: Welche gesundheitlichen Schäden kann eine asymptomatische oder symptomatische Hyperurikämie verursachen? Hier ein kurzer Überblick über die verschiedenen Funktionen und Systeme, die von zu viel Harnsäure im Körper beeinflusst werden können.

NICHT ALKOHOLISCHE FETTLEBER

Da der Eiweißstoffwechsel in der Leber stattfindet und dort auch das Endprodukt Harnsäure gebildet wird, kann ein unbehandelter zu hoher Harnsäurespiegel mit der Zeit zu einer nicht alkoholischen Fettlebererkrankung (*NAFLD*, kurz für *non-alcoholic fatty liver disease*) führen. Dabei handelt es sich um eine Ansammlung von Fett in der Leber bei Menschen, die nur wenig oder gar keinen Alkohol trinken.

Die genaue Ursache der NAFLD ist unbekannt. Zu den Risikofaktoren gehören Adipositas, zu hohe Cholesterinwerte und Typ-2-Diabetes. Die meisten Menschen spüren dabei keinerlei Symptome. In seltenen Fällen kann sich eine solche Erkrankung durch Müdigkeit oder Schmerzen äußern. Mit der Zeit kann es zu einer Entzündung und Vernarbung der Leber *(Zirrhose)* kommen. Interessanterweise kann ein erhöhter Harnsäurespiegel im Blutserum (Hyperurikämie – sowohl symptomatisch als auch asymptomatisch) bei Menschen, die an einer NAFLD leiden, mit starkem oxidativem Stress in der Leber einhergehen oder diesen sogar verursachen.

Oxidativer Stress im Körper entsteht bei einem zu niedrigen Antioxidanzienspiegel. Diese Werte kann man im Blutplasma messen. Wenn ein Ungleichgewicht zwischen freien Radikalen und unserer körpereigenen antioxidativen Abwehr besteht, leidet unser Körper unter oxidativem Stress. Dieser Stress verursacht nicht nur Leberschäden, indem er etwas an unseren Lipiden und Proteinen und unserer DNA (Erbgut) verändert – die NAFLD führt gleichzeitig auch zu einer Insulinresistenz. Das Hormon Insulin trägt dazu bei, unseren Blutzuckerspiegel unter Kontrolle zu halten. Bei einer Insulinresistenz reagieren unsere Zellen nicht mehr normal auf Insulin. Dadurch gelangt Glukose nicht mehr so leicht dorthin, wo sie hin soll – nämlich in die Zellen –, und sammelt sich im Blut an. Dies kann mit der Zeit zu einem Typ-2-Diabetes führen. Auch eine Dyslipidämie (ungünstige Blutfettwerte) und das metabolische Syndrom gelten als Risikofaktoren für das Fortschreiten einer Fettlebererkrankung.

METABOLISCHES SYNDROM

Das metabolische Syndrom, das wir eben schon als Begleiterkrankung der NAFLD erwähnt haben, ist auch unter dem Namen »Syndrom X« bekannt. Dabei handelt es sich um eine Kombination aus verschiedenen Problemen oder Erkrankungen wie beispielsweise Schlafapnoe, NAFLD, Gewichtszunahme, Herz-Kreislauf-Erkrankungen, Diabetes und/oder Niereninsuffizienz. Ein gemeinsames Merkmal von Menschen mit metabolischem Syndrom ist der erhöhte Harnsäurespiegel. Neuesten wissenschaftlichen Erkenntnissen zufolge steht dieser erhöhte Harnsäurespiegel in direkter Korrelation zum metabolischen Syndrom. Das liegt daran, dass ein Überschuss an Harnsäure im Körper mit überschüssigem Körperfett korreliert, was wiederum zu Gewichtszunahme, Adipositas und erhöhten Cholesterinwerten führt.

Der erhöhte Harnsäurespiegel steht auch in direktem Zusammenhang mit Herz-Kreislauf-Erkrankungen, denn wie bereits erwähnt, kann Harnsäure eine systemische Entzündung hervorrufen, die entsteht, wenn das Immunsystem den Körper ständig verteidigen muss. Stress, Infektionen oder chronische Krankheiten können den Körper in einen Zustand erhöhter Entzündungsbereitschaft versetzen: Dann wird das Immunsystem mobilisiert und neigt dazu, vermehrt Entzündungsreaktionen auszulösen. Wenn das durch einen zu hohen Harnsäurespiegel verursacht wird, wirkt sich die Entzündungsneigung negativ auf den Körper aus, daraus kann zum Beispiel eine koronare Herzkrankheit entstehen, die dann zu weiteren Herz-Kreislauf-Problemen führt.

ABNAHME DES STICKSTOFFMONOXIDSPIEGELS

Ein zu hoher Harnsäurespiegel beeinträchtigt die vaskuläre Compliance (Fähigkeit der Blutgefäße, sich durch Dehnen und Zusammenziehen an unterschiedliche Bedingungen, beispielsweise Veränderungen des Blutvolumens, anzupassen) und führt zu einer Störung der Insulin-Glukose-Korrespondenz. Das liegt daran, dass erhöhte Harnsäurewerte die Wirkung von Stickstoffmonoxid (NO) im Körper untergraben. Stickstoffmonoxid wird auf natürliche Weise vom Körper gebildet und bewirkt eine Erweiterung der Gefäße, die die Durchblutung fördert und zu einem normalen Blutdruckniveau beiträgt.

Außerdem hat man festgestellt, dass Stickstoffmonoxid den Transport von Insulin über das Blut zu den Zellen (vor allem den Muskelzellen) unterstützt, wo Glukose in Glykogen umgewandelt und gespeichert wird. Wenn der Stickstoffmonoxidspiegel sinkt, steigt daher der Blutdruck und die Insulinresistenz nimmt zu. Interessanterweise verursachen Fruktose, Purine und Alkohol einen Anstieg der Harnsäurewerte, der wiederum den Wert von Stickstoffmonoxid absinken lässt.

Dadurch entsteht oxidativer Stress, der das Gewebe und die DNA schädigt, den Entzündungsprozess noch weiter anheizt und die Endothelfunktion beeinträchtigt. Das führt wiederum zu Problemen mit der Expression des Insulin-Gens, sodass Insulin womöglich nicht in den erforderlichen Mengen ausgeschüttet werden kann. Eine weitere negative Auswirkung eines zu niedrigen NO-Spiegels im Körper ist die erektile Dysfunktion bei Männern; diese wird häufig mit Medikamenten behandelt, die einen Anstieg des Stickstoffmonoxidspiegels in der Penisregion bewirken.

SCHILDDRÜSENÜBERFUNKTION

Es ist erwiesen, dass Menschen, die an einer Funktionsstörung der Schilddrüse (insbesondere einer Schilddrüsenüberfunktion) leiden, oft auch an Gicht erkranken. Daher ist es gerade bei Menschen mit Schilddrüsenproblemen sehr wichtig, ihren Harnsäurespiegel auf einem normalen Niveau zu halten, um Gichtanfällen vorzubeugen.

ALTERUNGSPROZESS

Man hat auch einen Zusammenhang zwischen (asymptomatischer oder symptomatischer) Hyperurikämie und dem Alterungsprozess festgestellt. Die *Adenosinmonophosphat-aktivierte Proteinkinase* (AMPK) gilt als Anti-Aging-Enzym. Man weiß, dass dieses Enzym in der zellulären Welt eine reinigende und entgiftende Funktion erfüllt und gleichzeitig die Energiebilanz aufrechterhält. Oder einfacher ausgedrückt: Wenn die AMPK aktiviert wird, signalisiert sie dem Körper, dass er kein Fett einzulagern braucht, und veranlasst ihn dazu, auf die Jagd oder Nahrungssuche zu gehen. Dank diesem Enzym entwickelten sich unsere Vorfahren zu schlanken Jägern. Die AMPK hat aber auch einen Konkurrenten und Gegenspieler: nämlich die *Adenosinmonophosphat-Deaminase 2* (AMPD2). Dieses Enzym dämmt die Fettverbrennung ein und regt die Fettspeicherung an. Als wir Menschen noch Jäger und Sammler waren, arbeiteten diese beiden Enzyme in harmonischem Einklang miteinander und hielten sich gegenseitig die Waage. Denn damals durften wir keinen allzu großen Hunger haben und mussten Fett speichern; gleichzeitig mussten wir aber auch Fettvorräte zum Arbeiten und für die Jagd oder Nahrungssuche nutzen. Wissenschaftlichen Untersuchungen zufolge wird AMPD2 aktiviert, wenn der Harnsäurespiegel im Körper über das normale Maß hinaus ansteigt. Diese Aktivierung von AMPD2 führt zu einer Hemmung von AMPK und deren positiven Wirkungen und beschleunigt somit den Alterungsprozess.

DARMGESUNDHEIT

Unser Darm wird durch die Besiedelung mit »guten« Darmbakterien gesund erhalten. Diese Darmbakterien benötigen zur Erhaltung ihrer Struktur und Gesundheit Lipopolysaccharide (LPS). Manchmal gelangen diese LPS aufgrund eines undichten Darms in den Blutstrom und werden zu Endotoxinen (einer Art Gift) für den Körper (das heißt, sie transportieren die von den Darmbakterien gebildeten Toxine und setzen sie im Blutkreislauf frei). Und nun kommt die große Neuigkeit: Wissenschaftler haben herausgefunden, dass unser Darm bei erhöhten Harnsäurewerten im Blut besonders leicht undicht wird. Außerdem hat man festgestellt, dass Harnsäure auch im Darm gebildet wird, was die Darmschleimhaut schädigt und somit die Entstehung eines undichten Darms fördert. Unbehandelt führt ein undichter Darm oft zu Störungen des Immunsystems und wirkt sich negativ auf Skelettmuskulatur, Haut, Bauchspeicheldrüse, Leber und Gehirn aus. Ein Grund mehr, Ihren Harnsäurespiegel im Auge zu behalten!

DEMENZ

Eine an der Johns Hopkins School of Medicine durchgeführte wissenschaftliche Untersuchung hat gezeigt, dass Menschen, deren Harnsäurewerte im oberen Normbereich liegen, häufiger unter kognitiven Problemen leiden – und zwar selbst dann, wenn die Forscher Alter, Geschlecht, Gewicht, ethnische Zugehörigkeit, Bildungsstatus, Diabetes, Bluthochdruck, Rauchen und Alkoholmissbrauch als Faktoren, die die Entstehung kognitiver Probleme begünstigen, aus ihren Untersuchungen »herausrechnen«. Die Ergebnisse dieser Untersuchungen deuten darauf hin, dass ältere Menschen, deren Harnsäurespiegel im Blutserum sich im oberen Normbereich bewegt, Informationen oft nicht so schnell verarbeiten können und häufiger unter Störungen des verbalen Gedächtnisses und Arbeitsgedächtnisses leiden. Dies wurde anhand der Wechsler Adult Intelligence Scale und anderer anerkannter neuropsychologischer Tests gemessen.[11]

»Es könnte durchaus sinnvoll sein, dass Hausärzte ältere Erwachsene mit hohen Serumharnsäurewerten danach fragen, ob sie Probleme mit dem Denken haben, und diejenigen, die (oder deren Familienangehörige) sich deshalb Sorgen machen, zu einem neuropsychologischen Screening überweisen«, meint der Hauptautor dieser Untersuchung, Dr. David Schretlen. »Außerdem ist der Zusammenhang zwischen hochnormalem Harnsäurespiegel und kognitiven Problemen so interessant, dass die Autoren die Durchführung klinischer Studien empfehlen, um zu untersuchen, ob Medikamente zur Senkung des Harnsäurespiegels (beispielsweise Allopurinol) älteren Menschen mit hochnormalem Harnsäurespiegel helfen können, der

Entwicklung leichter kognitiver Defizite vorzubeugen, die einer Demenz häufig vorausgehen. Aus Gründen, die noch nicht eindeutig geklärt sind, steigt der Harnsäurespiegel mit dem Alter an.«[12]

Ferner – so Dr. Schretlen – gibt es immer mehr Beweise dafür, dass eine Niereninsuffizienz im Endstadium das Risiko für die Entstehung einer kognitiven Dysfunktion und Demenz bei älteren Erwachsenen erhöht. Angesichts dieser Zusammenhänge könnte die Harnsäure zu einem wichtigen biologischen Marker für erste kognitive Probleme im Alter werden. Man weiß noch nicht, warum Menschen mit hochnormalen Harnsäurewerten unter leichten kognitiven Problemen leiden, zumal Harnsäure paradoxerweise auch antioxidative Eigenschaften besitzt, die eigentlich eine Schutzwirkung ausüben sollten.

KREBS

In den letzten Jahren ist das metabolische Syndrom unter Medizinern zu einem heißen Thema geworden. Wie bereits erwähnt, steht diese Bezeichnung für eine Kombination aus verschiedenen Stoffwechselproblemen wie beispielsweise Bauchfett, Insulinresistenz, Bluthochdruck und zu hohen Blutzucker- und Blutfettwerten. Es gibt immer mehr Hinweise darauf, dass das metabolische Syndrom das Risiko für bestimmte Krebsarten (zum Beispiel Brust-, Eierstock- und Bauchspeicheldrüsenkrebs) erhöhen kann. Und wir haben auch bereits erwähnt, dass die Hyperurikämie als Mitursache des metabolischen Syndroms eine wichtige Rolle bei der Entstehung verschiedener Stoffwechselstörungen (beispielsweise Diabetes, Adipositas und Bluthochdruck) spielt.

Man geht davon aus, dass dem metabolischen Syndrom und Krebs gemeinsame Wirkmechanismen (nämlich oxidativer Stress und Entzündungsprozesse) zugrunde liegen, und mittlerweile gibt es immer mehr Hinweise darauf, dass auch die Hyperurikämie ein Faktor sein könnte, der die Entstehung beider Erkrankungen begünstigt.

Wenn Harnsäure in normalen Mengen im Körper vorhanden ist, senkt sie das Krebsrisiko, weil sie eine antioxidative Wirkung hat, also freie Radikale abfängt. Andererseits kann Harnsäure in sehr hohen Konzentrationen entzündlichen Stress auslösen und auch eine pro-oxidative Wirkung in den Zellen haben. Dieser prooxidative Effekt ist das Gegenteil der Radikalfängeraktivität, durch die sich Harnsäure auszeichnet, wenn sie in normalen Mengen im Blut vorhanden ist. Ein prooxidatives Milieu bietet Tumorzellen einen Wachstumsvorteil und kann krebserregend wirken, indem es bestimmte Prozesse anregt, die das Zellwachstum regulieren.

Immer mehr neue wissenschaftliche Untersuchungen deuten darauf hin, dass ein zu hoher Harnsäurespiegel mit einer wahrscheinlicheren Krebsdiagnose und auch einer erhöhten Sterberate an Krebs einhergeht. Tatsächlich wurde ein statistisch signifikanter Zusammenhang zwischen höheren Harnsäurewerten und einer erhöhten Sterblichkeit bei sämtlichen Krebsarten – vor allem bei Krebserkrankungen des Verdauungstrakts – festgestellt, der bei Frauen stärker ausgeprägt ist als bei Männern. Bei Patienten mit kolorektalem Karzinom wurde festgestellt, dass der Harnsäurespiegel von Stadium 1 bis Stadium 4 allmählich ansteigt, was darauf hindeutet, dass sich in den Harnsäurewerten der Schweregrad dieser Darmkrebserkrankung widerspiegelt. Außerdem erwies sich ein erhöhter Harnsäurespiegel im Blutserum bei Patienten mit Dickdarmkrebs als signifikanter Marker für einen Lymphknotenbefall. Bei Patienten mit Bauchspeicheldrüsenkrebs wurde außerdem festgestellt, dass erhöhte Harnsäurewerte ein unabhängiger negativer Prognosefaktor für das Gesamtüberleben sind.

Ein erhöhter Harnsäurespiegel korrelierte aber nicht nur mit der Entstehung von Krebsformen der Verdauungsorgane, sondern auch mit dem Auftreten urologischer Krebserkrankungen. Außerdem hat man bei Untersuchungen feststellen können, dass Gichtbetroffene ein höheres Risiko für Prostatakrebs – gefolgt von Blasen- und Nierenkrebs – haben.[13]

Es kommt auch ziemlich häufig vor, dass Krebspatienten (vor allem jene mit Leukämie) einen zu hohen Harnsäurespiegel haben. Was Krebserkrankungen der Atmungsorgane betrifft, so wurde festgestellt, dass Lungenkrebspatienten mit erhöhten Harnsäurewerten häufiger Gehirnmetastasen entwickelten, was natürlich zu einer niedrigeren Gesamtüberlebensrate führte.

Gicht (also eine symptomatische Hyperurikämie) gilt ebenfalls als Risikofaktor für Krebs. Es gibt wissenschaftliche Untersuchungen, die beweisen, dass Gicht das Krebsrisiko erhöht; außerdem wurde bei den vielen Betroffenen, die an Begleiterkrankungen der Gicht leiden, eine höhere Inzidenz von Krebs sämtlicher Ursachen festgestellt. In einer landesweiten Bevölkerungsstudie, die den Zusammenhang zwischen Gicht und Krebs untersuchte, war die jährliche Krebsinzidenz bei Gichtpatienten mehr als doppelt so hoch wie in der Durchschnittsbevölkerung – in den USA.[14]

Da wir jetzt wissen, welche Rolle Harnsäure bei der Entstehung und dem Fortschreiten von Krebserkrankungen spielen kann, ist es ermutigend, dass man solche Krebsarten jetzt möglicherweise mit harnsäuresenkenden Medikamenten behandeln kann. Denn in der Chemotherapie gegen Krebs werden häufig Medikamente eingesetzt, die die Mikrotubuli-Dynamik unterbrechen. Mikrotubuli sind schmale, hohle, röhrenförmige Gebilde im Zytoplasma (der Flüssigkeit im Zellinneren) von Pflanzen- und Tierzellen. Ihre Hauptfunktion besteht darin, das Gerüst einer Zelle zu bilden und dafür zu sorgen, dass Genmaterial leicht von einer Zelle zur anderen transportiert werden kann. Diese Mikrotubuli spielen bei der Gesunderhaltung unserer Zellen eine wichtige Rolle.

Vor Kurzem sind Wissenschaftler zu der Erkenntnis gekommen, dass Mikrotubuli aufgrund ihrer wichtigen Rolle bei der Mitose (dem Prozess, bei dem eine Zelle sich in zwei genetisch identische Tochterzellen teilt) als ideale Zielstruktur für Antikrebsmedikamente gelten könnten. Eigentlich erscheint es paradox, dass dieselben Mikrotubuli, die die Struktur unserer Zellen aufrechterhalten, manchmal auch zu einer unkontrollierten Zellreplikation und damit zur Entstehung von Krebszellen führen können – doch so ist es nun einmal.

Ein Medikament namens Colchicin, mit dem man akute Gichtanfälle behandelt, weil es die durch Harnsäurekristalle in den Gelenken verursachte Entzündung eindämmt, verhindert gleichzeitig die Bildung von Mikrotubuli und hat somit eine krebshemmende Wirkung. Inzwischen weiß man, dass Colchicin die Fähigkeit der Mikrotubuli zur Zellreplikation hemmen und das Wachstum von Krebszellen dadurch für längere Zeit stoppen kann. Dank seiner krebshemmenden Wirkung als Mikrotubuli-Inhibitor ist Colchicin inzwischen zu einem Mittel der Wahl bei der Behandlung vieler Krebserkrankungen geworden. In einigen Studien haben Forscher Colchicin bereits als Antitumormedikament zur Hemmung des Wachstums von Dickdarm- und Leberkrebszellen eingesetzt.

Andere häufig verschriebene harnsäuresenkende Mittel sind Febuxostat und das bereits erwähnte Allopurinol. Diese Medikamente gelten bei der Senkung des Harnsäurespiegels und der Bekämpfung des oxidativen Stresses, der durch zu hohe Harnsäurespiegel entsteht, als sehr wirksam. Auch die Antikrebswirkung dieser beiden Arzneimittel ist hauptsächlich auf ihre harnsäuresenkenden Eigenschaften zurückzuführen. Inzwischen konnten Wissenschaftler zeigen, dass sich das Risiko, an Prostatakrebs zu erkranken, durch eine langfristige Einnahme von Allopurinol (über ein Jahr lang) um 34 bis 36 Prozent senken ließ – eine vielversprechende neue Erkenntnis!

Wie bereits erwähnt, verursachen erhöhte Harnsäurewerte eine nicht alkoholische Fettlebererkrankung (NAFLD). Deren Behandlung durch eine Senkung des Harnsäurespiegels könnte große Vorteile bringen, da Allopurinol gleichzeitig auch einen Schutz vor dem Wachstum von Krebszellen in der Leber bietet. Denn dieses Medikament kann nicht nur den Blutzuckerspiegel senken und oxidativen Stress und Entzündungsprozesse in der Leber eindämmen, sondern gleichzeitig auch die Anlagerung von Fett an Krebszellen hemmen und somit die Wahrscheinlichkeit eines Krebswachstums senken. Febuxostat wiederum senkt nicht nur den Serumharnsäurespiegel, sondern hilft auch gegen oxidativen Stress, was darauf hindeutet, dass dieses Arzneimittel eine starke Antitumorwirkung haben könnte.

FAZIT

Zusammenfassend kann man sagen: Entzündungen, die durch erhöhte Harnsäurewerte und Harnsäurekristalle ausgelöst werden, und oxidativer Stress, der durch die Interaktion zwischen Harnsäure und Immunsystem entsteht, sind vermutlich wichtige Mechanismen, über die zu viel Harnsäure das Wachstum von Krebszellen anregt. Bei erhöhten Harnsäurewerten besteht also ein sehr hohes Risiko, dass sich Krebs von der Leber (in der Krebs aufgrund ihrer besonderen biologischen Eigenschaften oft zuerst auftritt) auf andere Organe ausbreitet. Bis zu einem gewissen Grad kann eine Hyperurikämie diesen Prozess begünstigen, indem sie eine nicht alkoholische Fettlebererkrankung verursacht und sich somit negativ auf das Mikromilieu in der Leber auswirkt.

Der permanente oxidative Stress und die ständigen entzündungsfördernden Reize, denen der Körper durch erhöhte Harnsäurespiegel ausgesetzt ist, können auch zu einer lokalen Immunsuppression in der Leber führen. So kann ein Mikromilieu entstehen, das das Überleben und Wachstum von Tumorzellen ermöglicht. Durch den von ihr verursachten oxidativen Stress in Leber- und Bauchspeicheldrüsenzellen kann eine Hyperurikämie zur Entwicklung einer Insulinresistenz und zu einem Wachstumshormonmangel führen, die mit verstärkten Fettablagerungen in der Leber einhergehen, wodurch wiederum bösartige Tumore entstehen können.

Ein erhöhter Harnsäurespiegel kann aber auch vom Fruktosestoffwechsel herrühren. Bei der Verstoffwechselung von Fruktose nimmt der Spiegel der ATP-Energiemoleküle vorübergehend ab, was zu oxidativem Stress und zu einer zellulären Dysfunktion führt und somit bei der vermehrten Ablagerung von Fett in der Leber eine entscheidende Rolle spielt; und diese Fettablagerungen führen wiederum zu einer Störung sämtlicher Stoffwechselprozesse in diesem Organ. Da dies mit Entzündungsprozessen und einer Schädigung der Leberzellen einhergeht, können sich die Leberzellen entzünden und eine NAFLD verursachen, die (unbehandelt) zu einem fruchtbaren Mikroumfeld für das Wachstum und die Vermehrung von Krebszellen wird.

Trotzdem müssen wir mit der Schlussfolgerung, dass Hyperurikämie Krebs erzeugt, vorsichtig sein. Denn die Rolle der Hyperurikämie als unabhängiger Risikofaktor für die Entstehung und das Fortschreiten von Krebserkrankungen gilt nach wie vor als umstritten und könnte in Abhängigkeit vom Geschlecht sehr unterschiedlich sein. Wissenschaftler vermuten, dass zu viel Harnsäure vielleicht kein unabhängiger Risikofaktor und schon gar keine krebserregende Substanz, sondern eher ein wertvoller Marker sein könnte (der in Blut, Urin oder Körpergeweben messbar ist und beim Vorliegen einer oder mehrerer Krebsarten erhöht sein kann). Wir sollten uns jedoch darüber im Klaren sein, dass ein Anstieg der Harnsäurewerte über den Normbereich auf einen Lebensstil hindeutet, der mit einem erhöhten Krebsrisiko einhergeht. Manche Mediziner sehen einen Zusammenhang zwischen Gicht und den mit Brustkrebs einhergehenden Beschwerdebildern, während andere der Meinung sind, dass von Gicht betroffene Männer ein erhöhtes Prostatakrebsrisiko haben. Zurzeit werden Studien durchgeführt, um festzustellen, welcher Zusammenhang zwischen erhöhten Harnsäurespiegeln und der Entstehung von Krebserkrankungen besteht – vor allem im Hinblick auf das Geschlecht der Patienten und auf die Organe beziehungsweise Körperregionen, in denen die bösartigen Tumore entstehen.

Bei manchen Krebsarten kann eine Hyperurikämie auch das Risiko für eine Metastasierung erhöhen. Welcher Mechanismus dahintersteckt, wird von Forscherteams weltweit zurzeit noch untersucht. Diese Erkenntnis könnte in Zukunft zur Entwicklung zahlreicher neuer Krebsmedikamente führen. Ihr Arzt weiß vielleicht nicht, wie weit Ihr Harnsäurespiegel gesenkt werden sollte, obwohl viele Wissenschaftler davon ausgehen, dass bis zu 7 mg/dl bei Männern und bis zu 6 mg/dl bei Frauen das Sterblichkeitsrisiko nicht erhöhen. Man kann daher wohl davon ausgehen, dass bereits existierende Medikamente zur Senkung des Harnsäurespiegels – beispielsweise Allopurinol und Febuxostat – eine neue Strategie für die Behandlung bestimmter therapierefraktärer (auf keine Behandlung ansprechender) Krebsarten darstellen könnten. Der Einsatz dieser Medikamente für solche Zwecke wird allerdings zurzeit noch geprüft.[15]

3

Lebensstil-änderungen

Essen Sie viel rotes Fleisch und Schalentiere und trinken Sie gern mit Fruktose gesüßte Getränke? Sprechen Sie regelmäßig dem Alkohol (vor allem Bier) zu? Dann könnte Ihr Lebensstil zu einer Hyperurikämie führen. Seine Lebensweise zu ändern, ist gar nicht so einfach – vor allem, wenn man viele Lebensstilfaktoren gleichzeitig korrigieren möchte. Daher empfehlen wir Ihnen, diese Veränderung aus einer anderen Perspektive zu betrachten: Versuchen Sie sie als Entwicklungsprozess zu sehen.

Lebensstiländerungen erfordern Zeit, außerdem braucht man dazu vielfältige Unterstützung von verschiedenen Seiten. Wenn Sie etwas an Ihrer Lebensweise ändern möchten, besteht der schwierigste Teil dieses Prozesses darin, sich das ernsthaft vorzunehmen und es dann auch konsequent durchzuziehen. Wir empfehlen Ihnen, zunächst einmal zu recherchieren und sich dann einen Erfolg versprechenden Plan zurechtzulegen. Planung bedeutet, sich kleine Ziele zu setzen und einen Schritt nach dem anderen anzugehen.

Hier ein paar Tipps, die Ihnen helfen können, Ihren Lebensstil und Ihr Verhalten dauerhaft zu verbessern.

Ihr Plan ist wie eine Landkarte, die Sie bei Ihrem Veränderungsprozess begleitet: Betrachten Sie diesen Prozess als spannendes Abenteuer und formulieren Sie Ihre Vorsätze so konkret wie möglich. Überlegen Sie, um welche Tageszeit Sie spazieren gehen können und wie lange diese Spaziergänge dauern sollen. Was wollen Sie an Ihrem wöchentlichen Essensplan ändern? Schreiben Sie alles genau auf und fragen Sie sich, ob diese Aktivitäten und Ziele auch wirklich realistisch sind.

Fangen Sie klein an: Nachdem Sie sich realistische kurz- und langfristige Ziele gesetzt haben, zerlegen Sie diese Ziele in kleine, genau definierte, überschaubare und messbare Schritte. Besteht Ihr langfristiges Ziel darin, in den nächsten fünf Monaten zehn Kilo abzunehmen? Dann könnte ein hervorragendes Etappenziel darin bestehen, ein Pfund pro Woche abzuspecken. Wenn Sie sich gern gesünder ernähren möchten, sollten Sie sich als Wochenziel vornehmen, das Dessert durch einen gesünderen Nachtisch (zum Beispiel Obst oder Joghurt) zu ersetzen. Am Ende der Woche werden Sie das Gefühl haben, erfolgreich gewesen zu sein, wenn Sie wissen, dass Sie dieses Ziel erreicht haben.

Ändern Sie ein Verhalten nach dem anderen: Ungesunde Verhaltensweisen entwickeln sich über einen längeren Zeitraum, daher erfordert es auch Zeit, sie durch gesunde Verhaltensweisen zu ersetzen. Wenn man zu viel auf einmal zu ändern versucht, gibt es Probleme. Um mit Ihrer Lebensstiländerung erfolgreich zu sein, sollten Sie sich daher immer nur auf ein einziges Ziel oder eine einzige Veränderung konzentrieren. Sobald Ihnen die neue gesunde Verhaltensweise zur Gewohnheit geworden ist, nehmen Sie das nächste Etappenziel in Ihr Programm auf.

Bilden Sie ein Team: Suchen Sie sich einen Freund oder Arbeitskollegen, ein Familienmitglied oder irgendjemand anderen, der Sie auf Ihrem Weg begleitet, motiviert und unterstützt. Das könnte zum Beispiel jemand sein, der zusammen mit Ihnen ins Fitnessstudio geht oder ebenfalls gerade versucht, dem Alkohol zu entsagen. Sprechen Sie mit diesem Menschen über Ihr Vorhaben und das Ziel, das Sie damit verfolgen. Es kann auch sinnvoll sein, einer Selbsthilfegruppe beizutreten. Alles wird einfacher, wenn Sie jemanden haben, mit dem Sie sich über Ihre Bemühungen und Erfolge austauschen können; außerdem kommt Ihr Ziel Ihnen dann nicht mehr so unerreichbar vor.

Lassen Sie sich helfen: Menschen, denen Ihr Wohlergehen am Herzen liegt und die Ihnen zuhören, können Sie in Ihrem Engagement bestärken. Wenn Sie sich überfordert fühlen oder es nicht schaffen, Ihre Ziele aus eigener Kraft zu erreichen, sollten Sie sich professionelle Hilfe suchen. Psychologen sind besonders geschult darin, die Zusammenhänge zwischen Körper und Psyche zu erkennen, und wissen, welche Faktoren sich positiv auf eine Verhaltensänderung auswirken. Das muss nicht unbedingt bedeuten, dass Sie eine lebenslange Therapie brauchen. Vielleicht können Ihnen schon ein paar Sitzungen helfen, sich erreichbare Ziele zu setzen oder die emotionalen Probleme anzugehen, die Ihnen bei Ihrem Vorhaben im Weg stehen.

WELCHE VERÄNDERUNGEN SIE IN ANGRIFF NEHMEN SOLLTEN

Groß angelegte Studien zeigen, dass es mehrere Zusammenhänge zwischen Lebensstilfaktoren, Hyperurikämie und Gicht gibt, die man schon seit Langem vermutet hatte: Zum Beispiel wirken sich nicht nur purinreiche Lebensmittel, Milchprodukte, verschiedene Getränke und Fruktose, sondern sogar Vitamin-C-Präparate negativ auf die Harnsäurewerte aus. Außerdem zeigen neuere Studien, dass Menschen mit Hyperurikämie und Gicht unter verschiedenen Begleit- und Folgeerkrankungen ihres zu hohen Harnsäurespiegels leiden.

GETRÄNKE

Wie oft gönnen Sie sich ein Gläschen Alkohol (oder auch mehrere)? Wenn die Antwort »oft« lautet, sollten Sie an dieser Stelle weiterlesen; denn der Zusammenhang zwischen Alkohol und Hyperurikämie ist allgemein bekannt. Sowohl die Art als auch die Menge des Alkohols, den Sie trinken, wirken sich auf den Serumharnsäurespiegel aus. Einer vor Kurzem durchgeführten Studie zufolge steigt die Neigung zu Hyperurikämie bei männlichen Trinkern proportional zum Alkoholkonsum an, wobei das Risiko bei starken Trinkern ungefähr 1,7-mal höher ist als bei Menschen, die gar keinen Alkohol trinken.[16, 17] Interessanterweise unterschieden sich die Zahlen zwischen Trinkern und Nichttrinkern bei Frauen in dieser Studie kaum. Außerdem stieg der Harnsäurespiegel zwar durch den Konsum von Bier oder Spirituosen an, nicht aber durch den Genuss von Wein, wobei der höchste Anstieg auf das Konto des Bierkonsums ging. Bier enthält nämlich eine Substanz namens Guanosin, die den Harnsäurespiegel in die Höhe treibt.

FRUKTOSE

Welcher Zusammenhang besteht zwischen dem Zucker, der ungefähr 74 Prozent der in amerikanischen Lebensmittelgeschäften verkauften Lebensmitteln und Getränken zugesetzt wird, und den ständig zunehmenden chronischen degenerativen Erkrankungen (einschließlich der Abnahme unserer kognitiven Fähigkeiten)?[18]

Wie bereits erwähnt, ernährten sich unsere Vorfahren hauptsächlich von Früchten. Daraus gewann ihr Körper Fruktose, die dann wiederum in Fett umgewandelt wurde. In dieser Form speicherte der Körper Energie, um sie in Notzeiten oder bei Aktivitäten verbrennen zu können. Diese Fruktose, die der Körper durch den Verzehr von Obst gewann, führte nicht zu übermäßigem Essen und erhöhte daher auch nicht den Harnsäurespiegel.

Außerdem enthalten viele Früchte Nährstoffe wie Kalium, Flavanole, Ballaststoffe und Vitamin C, die einen möglichen Anstieg des Harnsäurespiegels ausgleichen oder ihm entgegenwirken können. Das gilt auch heute noch. Der moderne Mensch nimmt Fruktose nach wie vor über Obst, Honig und bestimmte Gemüsesorten wie Brokkoli, Spargel, Okra und Artischocken auf. Allerdings wird die Situation durch unsere moderne Lebensweise ein bisschen komplizierter. Erstens haben wir begonnen, ziemlich viel Haushaltszucker zu konsumieren. Unser Zuckerverzehr ist im Vergleich zu den 1970er-Jahren zwar um ungefähr 30 Prozent gesunken; denn die meisten Menschen wissen heute, dass zugesetzter Zucker eine toxische Wirkung hat, und ergreifen Maßnahmen zur Einschränkung ihres Zuckerkonsums, indem sie keinen zusätzlichen Zucker in ihren Kaffee geben und Lebensmittel kaufen, auf deren Etikett »ohne Zuckerzusatz« steht. Trotzdem ist unser Zuckerkonsum mit ungefähr 30 Kilogramm pro Person und Jahr im Vergleich zu dem unserer Vorfahren (denen in den Jahrmillionen ihrer Existenz überhaupt kein Zucker zum Süßen zur Verfügung stand) sehr hoch. Erst in jüngster Zeit (vor ungefähr 1000 Jahren) haben wir angefangen, aus Zuckerrohr und Zuckerrüben Zucker herzustellen.

Chemisch gesehen ist Haushaltszucker ein Disaccharid (Zweifachzucker) – zwei einfache Zuckermoleküle, die zusammen das Disaccharid Saccharose bilden. Dieses wird im Dünndarm in Fruktose und Glukose (beides Monosaccharide) aufgespalten, wobei das Enzym Sucrase eine wichtige Rolle spielt. (Erinnern Sie sich noch an die Uricase, das Enzym, das bei unseren Vorfahren dazu beitrug, Harnsäure in Allantoinsäure und Ammoniak aufzuspalten, die wir sehr leicht über die Nieren ausscheiden konnten? Nun, genau wie die Uricase zum Abbau der Harnsäure diente, muss die Saccharose durch Sucrase abgebaut werden.)

Während Glukose hauptsächlich zum Zweck der Energiegewinnung aufgespalten wird, speichert der Körper Fruktose, wie wir inzwischen wissen, so lange in Form von Körperfett, bis er dieses als Energie verbrennt. Mittlerweile verzehren wir mehr Fruktose, als wir verwerten können, denn während wir nach wie vor Fruktose aus Obst, Honig und Gemüse zu uns nehmen, so wie unsere Vorfahren es früher schon taten, kommt jetzt noch die Fruktose aus dem Haushaltszucker dazu. Und wenn wir unserem Körper mehr Fruktose zuführen, nehmen auch unsere Fettspeicher zu. Hinzu kommt unsere sitzende Lebensweise, die eine zusätzliche Belastung für den Körper darstellt: Da wir nicht mehr auf Nahrungssuche gehen, nach Aas suchen oder jagen müssen, um unseren Lebensunterhalt zu bestreiten, ist unser Energiebedarf heute sehr viel niedriger als früher. Stattdessen verbringen wir unsere Zeit jetzt damit, auf unsere Smartphones zu schauen, am Laptop zu arbeiten oder vor dem Fernseher zu sitzen und uns Serien anzuschauen.

MAISSIRUP

Nachdem wir nun erklärt haben, welche Rolle Haushaltszucker für die Zunahme von Übergewicht und Adipositas in unserer Gesellschaft spielt, wollen wir noch auf ein weiteres Problem eingehen: die Menge an Fruktose, die wir in Form von Maissirup (HFCS) zu uns nehmen – zum Beispiel über Erfrischungsgetränke, verarbeitete Lebensmittel, Junkfood, Backwaren und Desserts. Dazu gehören auch Ketchup und andere Würzsoßen, die wir auf unsere Burger, Hähnchensandwiches oder unsere Pizza geben, oder auch Snacks wie Kekse, Süßigkeiten, Kräcker, Gelee, Marmelade, Müsli und gesüßte Joghurts. Schließen Sie einmal die Augen und denken Sie an all diese und viele andere süße Lebensmittel, und dann stellen Sie sich vor, dass jedes dieser Produkte Maissirup enthält, der das Zusammenspiel zwischen Ghrelin und Leptin noch mehr aus dem Gleichgewicht bringt und noch stärkere Hungergefühle erzeugt. Das führt wiederum dazu, dass wir noch mehr Lebensmittel essen, die Maissirup enthalten – und zwar so viel, dass der Pro-Kopf-Verbrauch von Maissirup in den USA mittlerweile bei gut 18 Kilogramm liegt.[19] Im deutschsprachigen Raum sind diese Zahlen nicht so hoch, obwohl sich auch hier in sehr vielen Fertiggerichten, Süßigkeiten, Backwaren und Getränken Maissirup – oder ein anderer »Fruktosesirup« oder ähnlich benannter Inhaltsstoff – befindet.

Maissirup ist wie ein gut getarnter Killer: Er verleitet uns dazu, aus lauter Genusssucht zu essen, auch wenn wir gar keinen Hunger haben. Er regt uns zu gedankenloser Nahrungsaufnahme an. So entsteht ein Teufelskreis aus übermäßigem Essen und Gewichtszunahme, Bluthochdruck, Insulinresistenz und erhöhten Blutzuckerwerten, wobei unser Körper in der irrigen Annahme, zu hungern, an seinen Fettspeichern festhält. Infolgedessen nehmen unsere Fettspeicher noch mehr zu und unser Harnsäurespiegel schießt immer weiter in die Höhe. Der Zusammenhang zwischen unserem Fruktosestoffwechsel (beziehungsweise dem Abbau von Fruktose) und erhöhten Harnsäurespiegeln ist gut belegt.

Dieser Mörder im Tarnanzug greift uns von vielen Seiten heimtückisch an. Denken Sie daran, dass die Fruktose aus dem Maissirup hauptsächlich in Leber und Nieren verstoffwechselt wird. Ebenso wie Harnsäure und Saccharose braucht auch Fruktose ein Enzym – nämlich Fructokinase –, um in Fettspeicher umgewandelt werden zu können. Während die Fructokinase am Abbau von Fruktose in Leber und Nieren beteiligt ist, führt sie gleichzeitig zu einem ATP-Verbrauch von 40 bis 50 Prozent. Das aber wirkt sich auf andere Prozesse im Körper sehr negativ aus: Es führt nämlich zu einer Hemmung der Eiweißsynthese, die oxidativen Stress verursachen und mit der Zeit zur Entstehung von Herz-Kreislauf-Erkrankungen führen kann. Außerdem kann dadurch eine Funktionsstörung in den Mitochondrien (den Bestandteilen unserer Zellen, in denen die Energieproduktion stattfindet) entstehen. Infolge dieser Fehlfunktion senden die Zellen uns das verzweifelte Signal, dass ihnen die Energie ausgeht, und unser Körper schaltet in den Energiesparmodus, sodass sich der Stoffwechsel verlangsamt: Es wird weniger Fett aus den Fettspeichern verbrannt, wir essen mehr und führen unserem Körper somit auch mehr Kalorien zu, was erneut dazu führt, dass mehr als die

Wie hoch ist Ihr Zuckerkonsum?

Der Konsum mit Zucker gesüßter Getränke erhöht den Serumharnsäurespiegel. Bei Menschen, die mindestens vier mit Zucker gesüßte Getränke pro Tag konsumierten, war ein Anstieg des mittleren Harnsäurespiegels um 0,42 mg/dl zu beobachten.[20] In den letzten 20 Jahren hat sich gezeigt, dass Fruktose (vor allem als Bestandteil von Maissirup, der in solchen Getränken als industrielles Süßungsmittel verwendet wird) einer der Hauptfaktoren ist, die zur Entstehung einer Hyperurikämie beitragen.

notwendige Menge an Fett gespeichert wird. Und das ist noch lange nicht alles: Man weiß auch, dass Fruktose die Lipogenese anregt, was zu vermehrten Fettablagerungen in der Leber führt und das Risiko für die Entstehung von Herz-Kreislauf-Erkrankungen noch weiter erhöht.

Was hat das alles mit erhöhten Harnsäurespiegeln zu tun? Ganz einfach: Dadurch, dass Fruktose ATP-Energiemoleküle verbraucht, wird gleichzeitig die Harnsäureproduktion angeregt. Das Enzym Fructokinase, das am Fruktosestoffwechsel beteiligt ist, bringt den Körper ebenfalls dazu, mehr Harnsäure zu bilden. Das führt zu oxidativem Stress in der Bauchspeicheldrüse – vor allem in den Zellen, die Insulin herstellen – und somit zu einer Zunahme der Insulinresistenz. Außerdem bewirkt es eine Abnahme der Synthese des für die Gesundheit unserer Gefäße so wichtigen Stickstoffmonoxids (NO). Dadurch werden wir anfälliger für Zivilisationskrankheiten wie Bluthochdruck, Herz-Kreislauf-Erkrankungen und erektile Dysfunktion.

Außerdem führt zu viel Fruktose im Körper zu einer starken Beeinträchtigung der kognitiven Fähigkeiten im Alter, die sich später zu Alzheimer und/oder anderen Demenzerkrankungen weiterentwickeln kann. Das ist unter anderem darauf zurückzuführen, dass das Gehirn dann weniger Stickstoffmonoxid synthetisiert, wodurch die Gedächtnisfunktion und die Übertragung von Nachrichten innerhalb des Gehirns beeinträchtigt werden.

Zusammenfassend kann man also wohl sagen, dass die Fruktose-induzierte Hyperurikämie bei vielen Menschen sowohl auf direktem als auch auf indirektem Weg zur Entstehung eines metabolischen Syndroms führt.

Auch im Hinblick auf mit Maissirup gesüßte Lebensmittel haben Wissenschaftler eine interessante Entdeckung gemacht: Kinder, die an einer Aufmerksamkeitsdefizit-Hyperaktivitätsstörung (ADHS) leiden, haben erhöhte Harnsäurespiegel, was ihrer Meinung nach unter anderem darauf zurückzuführen ist, dass Maissirup die Dopaminrezeptoren im Gehirn negativ beeinflusst. An diesen Dopaminrezeptoren dockt Dopamin – ein weiteres Hormon, das zu den Neurotransmittern gehört – an. Unser Körper stellt dieses Hormon her und Gehirn und Nervensystem nutzen es zur Übermittlung von Nachrichten zwischen den Nervenzellen. Dopamin wird auch als »Wohlfühlhormon« bezeichnet, da es Glücksgefühle erzeugt und uns motiviert. Es ist ein Bestandteil unseres Belohnungssystems, und wenn dieses gestört ist, zeigen Kinder ADHS-Symptome.

Es ist also höchste Zeit, unseren Konsum von Haushaltszucker *(Saccharose)* einzuschränken und Maissirup ganz aus unserem Leben zu verbannen!

FLEISCH UND MEERESFRÜCHTE

In einer wissenschaftlichen Untersuchung stiegen die Serumharnsäurewerte im obersten Quintil des Fleischverzehrs um durchschnittlich 0,48 mg/dl und im obersten Quintil des Meeresfrüchteverzehrs um 0,16 mg/dl an.[21] Es gab jedoch keinen unabhängigen Zusammenhang zwischen der Gesamteiweißaufnahme und einer Hyperurikämie, und erstaunlicherweise spielte auch der Verzehr von purinreichem Gemüse (Erbsen, Pilzen, Linsen, Spinat) in dieser Hinsicht keine Rolle, obwohl man früher davon ausging, dass diese Ernährungsfaktoren für die Entstehung zu hoher Harnsäurespiegel mitverantwortlich sind. Man hat jedoch beobachtet, dass sich fettarme Milchprodukte (vor allem Milch und Joghurt) positiv auf den Harnsäurespiegel auswirken, wobei der Unterschied fast –0,21 mg/dl bezüglich des Gesamtkonsums von Milchprodukten ausmachte.

Bleivergiftung

Auch eine Bleivergiftung führt zu Hyperurikämie und Gicht. Dieser Zusammenhang zeigte sich vor allem während der Zeit der Prohibition in den USA, als *Moonshine* (illegaler Schnaps) in mit Blei ausgekleideten Gefäßen gebraut wurde. Selbst heute kann man diesen Effekt bei Menschen, die in Gebieten mit hoher Bleibelastung leben, immer noch beobachten.
Unter Berücksichtigung aller derzeit vorliegenden Erkenntnisse lauten die Empfehlungen zur Lebensstiländerung bei Hyperurikämie folgendermaßen: Verzichten Sie auf Innereien, mit Maissirup oder allgemein Fruktosesirup gesüßte Lebensmittel und Getränke und übermäßigen Alkoholkonsum (definiert als mehr als zwei Einheiten pro Tag bei Männern und mehr als eine Einheit pro Tag bei Frauen). Schränken Sie Ihren Verzehr von rotem Fleisch und Meeresfrüchten, Fruchtsäften, Haushaltszucker und Salz ein. Außerdem empfehlen wir Ihnen dringend, mehr fettarme oder Magermilchprodukte und mehr Gemüse zu essen.

HYPERURIKÄMIE BEI KINDERN

In letzter Zeit hat die Zahl der Kinder mit Hyperurikämie weltweit stark zugenommen. Viele klinische und epidemiologische Studien deuten darauf hin, dass ein erhöhter Serumharnsäurespiegel die Entstehung von metabolischem Syndrom, chronischer Niereninsuffizienz und Herz-Kreislauf-Erkrankungen begünstigen könnte. Adipositas (die oft mit dem metabolischen Syndrom einhergeht) ist eine weitere wichtige Ursache für Hyperurikämie bei ansonsten gesunden Kindern und Jugendlichen. Hyperurikämie bei fettleibigen Kindern und Jugendlichen wird mit bestimmten Komponenten des metabolischen Syndroms und anderen nicht übertragbaren Krankheiten – beispielsweise Bluthochdruck, Insulinresistenz, ungünstigen Blutfettwerten und chronischer Niereninsuffizienz – in Verbindung gebracht. Zu den Behandlungsstrategien bei einer Hyperurikämie gehören auch hier Lebensstiländerungen und Medikamente.

Die Hyperurikämie bei Kindern ist zu einem wichtigen öffentlichen Gesundheitsproblem geworden, das zurzeit immer mehr in den Mittelpunkt der Aufmerksamkeit rückt. Die chronische Niereninsuffizienz stellt eine erhebliche Belastung für junge Menschen, deren Familien und auch für das Gesundheitssystem dar, da sie die Lebensqualität einschränkt und eine Dialyse oder sogar eine Nierentransplantation erforderlich macht. Hyperurikämie und chronische Niereninsuffizienz beeinflussen sich über verschiedene Mechanismen vermutlich gegenseitig. Welche Ursachen jedoch für eine Hyperurikämie und chronische Niereninsuffizienz bei Kindern verantwortlich sein könnten, weiß man bisher noch nicht.

Bei Erwachsenen wird eine Messung des Serumharnsäurespiegels ziemlich häufig durchgeführt, bei Kindern erfolgt sie dagegen oft nur nebenbei im Rahmen anderer Untersuchungen. Die meisten Standardreferenzwerte für durchschnittliche Harnsäurewerte berücksichtigen nicht, wie sich Veränderungen des Stoffwechsels bei Kindern in verschiedenen Altersstufen auf den Harnsäurespiegel auswirken. Eine Kenntnis der normalen Harnsäurewerte bei Kindern und der Erkrankungen, die diese Werte beeinflussen können, ermöglicht eine gezieltere Verfolgung der Anomalien, die erhöhten Harnsäurewerten zugrunde liegen können.

Harnsäurewerte im Kindesalter[22]

Kind: 2,5 bis 5,5 mg/dl oder 0,12 bis 0,32 mmol/l
Neugeborenes: 2,0 bis 6,2 mg/dl

Es gibt verschiedene Faktoren, die eine Hyperurikämie bei Kindern verursachen können; leider liegen jedoch nur wenige Daten dazu vor. Kinder mit Vorerkrankungen (beispielsweise angeborenen Herzkrankheiten, Asthma, Epilepsie, nephrotischem Syndrom und Krebserkrankungen) sollten routinemäßig auf eine Hyperurikämie untersucht und bei Bedarf auch behandelt werden, um der Entstehung von Langzeitkomplikationen vorzubeugen.

Zu den akuten oder chronischen Erkrankungen, die den Harnsäurespiegel bei Kindern und Jugendlichen erhöhen können, gehören das Downsyndrom, angeborene Herzkrankheiten, Stoffwechsel- oder genetische Erkrankungen, Magen-Darm-Entzündungen, Bronchialasthma und Krebserkrankungen. Adipositas ist eine der wichtigsten Ursachen für Hyperurikämie, da sie mit Stoffwechselstörungen und Krankheiten wie Bluthochdruck, Insulinresistenz, zu hohen Blutfettwerten und chronischer Niereninsuffizienz einhergehen kann.[23] In der Literatur wurde berichtet, dass erhöhte Harnsäurewerte bei fettleibigen Menschen häufiger vorkommen als in der Allgemeinbevölkerung, und es konnte ein direkter Zusammenhang zwischen erhöhtem BMI und zu hohen Harnsäurespiegeln nachgewiesen werden. Eine andere Studie aus China zeigte eine hohe Prävalenz der Hyperurikämie bei Jungen im Alter von drei bis sechs Jahren und eine starke Assoziation mit hohem diastolischem Blutdruck und erhöhten Triglyzeridspiegeln.

Eine Hyperurikämie kann auch als Nebenwirkung verschiedener Medikamente – beispielsweise mancher Antiepileptika – auftreten, wobei Valproat und Phenobarbital die »Hauptübeltäter« sind. Auch Thiaziddiuretika, Cyclosporin, Theophyllin und Pyrazinamid wurden als wichtige Verursacher zu hoher Harnsäurespiegel genannt, wobei der Wirkmechanismus noch nicht vollständig geklärt ist.[24]

GEHEN UND KÖRPERLICHE AKTIVITÄT NACH EINEM GICHTANFALL

Bewegung ist zwar wichtig; aber Sie sollten dabei sanft und schonend mit Ihrem Körper umgehen. Wenn Sie vor Kurzem einen Gichtanfall erlitten haben, waren davon vielleicht gleich mehrere Gelenke betroffen. Wenn Sie sich jetzt zu schnell in ein anstrengendes Trainingsprogramm hineinstürzen, kann das mehr Schaden anrichten, als Sie glauben. Also gehen Sie Ihr Training lieber langsam an und wählen Sie die richtige Art von körperlicher Aktivität.

Nach dem Abklingen eines Gichtanfalls kann Wassergymnastik ein sehr guter Einstieg in eine erneute sportliche Betätigung sein, weil die Gelenke dabei durch den Auftrieb des Wassers nicht so stark belastet werden.

Denken Sie daran, sich nicht zu viel zuzumuten, wenn Sie nach einem Gichtanfall wieder mit dem Training beginnen. Achten Sie auf Warnsignale wie beispielsweise erneute Gelenkschmerzen beim Gehen, nachdem der Anfall bereits abgeklungen war. In solchen Fällen sollten Sie lieber wieder eine Gehhilfe benutzen und Ihr geplantes Trainingsprogramm so lange zurückfahren, bis der Schmerz nachlässt. Hören Sie auf die Signale Ihres Körpers!

SPORTLICHE AKTIVITÄT BEI GICHT

Gicht zu haben bedeutet nicht, dass Sie körperlich nicht aktiv sein dürfen; man kann mit dieser Erkrankung sogar joggen. Wichtig ist nur, die Intensität Ihres Trainings allmählich zu steigern. Sprechen Sie mit Ihrem Arzt und Physiotherapeuten, bevor Sie mit einem Trainingsprogramm beginnen. Hier fünf gichtfreundliche Trainingstipps:

1. **Achten Sie auf das richtige Schuhwerk:** Da bei Gicht häufig der große Zeh, der Mittelfuß und der Knöchel betroffen sind, sind geeignete Schuhe besonders wichtig. Ein Physiotherapeut kann Ihnen sagen, worauf Sie achten müssen, um das für Sie beste Schuhwerk zu finden. Es hat sich nämlich gezeigt, dass Spezialschuhe, die die Ausrichtung von Bein und Fuß verändern und die Aktivität der Fußmuskulatur und das Gangbild beeinflussen, von Gicht Betroffenen helfen können. Durch diese Veränderungen nimmt der Druck auf die Gelenke ab.
2. **Gehen Sie in gemütlichem Tempo:** Denken Sie daran, dass Ihr Ziel darin besteht, sich schmerzfrei zu bewegen – also achten Sie auf die Grenzen Ihres Körpers. Fangen Sie langsam an und gehen Sie in dem Tempo, das Ihre Gelenke am wenigsten belastet. Sobald Sie sich damit wohlfühlen, können Sie es mit einem schnelleren Tempo versuchen, das Ihre Herzfrequenz erhöht.
3. **Nehmen Sie gelenkschonende Aerobic-Übungen in Ihr Trainingsprogramm auf:** Neben dem Gehen sollten Sie auch andere Aktivitäten, die die Herzfrequenz steigern, in Ihr Ausdauertrainingsprogramm einbeziehen: zum Beispiel Schwimmen oder Ergometertraining auf dem Heimfahrrad. Beide Sportarten eignen sich hervorragend bei Gicht, da sie die gewichttragenden Gelenke in Füßen, Fußknöcheln und Knien nicht so stark belasten. Auch an einem Ellipsentrainer kann man Arme und Beine trainieren, ohne die Gelenke übermäßig zu belasten.
4. **Dehnen Sie das betroffene Gelenk:** Sobald der Gichtanfall abgeklungen ist, sollten Sie die Beweglichkeit Ihres Gelenks wiederherstellen, um es auch in Zukunft mühelos bewegen zu können. Die meisten Physiotherapeuten empfehlen einfache Dehnübungen, bei denen man seine Gelenke im schmerzfreien Bereich nach vorn, nach hinten und im Kreis herum bewegt. Beginnen Sie zunächst mit fünf Wiederholungen und versuchen Sie diese Zahl dann allmählich zu steigern.

5. **Betreiben Sie Krafttraining zum Muskelaufbau:** Starke Muskeln schützen die Gelenke vor Abnutzung. Das gilt vor allem für Gelenke, die von Gicht betroffen sind. Neben Krafttraining können auch einfache Widerstandsübungen (bei denen man mit seinem eigenen Körpergewicht arbeitet) zum Muskelaufbau beitragen: zum Beispiel, indem Sie die beiden Enden eines Widerstands- oder Fitnessbands festhalten, den Fuß in die Mitte stellen und Ihre Beweglichkeitsübungen dann gegen den Widerstand des Bandes wiederholen.

Das Wichtigste bei jedem Training nach einem Gichtanfall ist, dass Sie die Sache langsam angehen und auf Ihren Körper hören.

STRESSMANAGEMENT

Wie hoch ist Ihr Stressniveau? Bei manchen Menschen kann Stress Gichtanfälle auslösen. Das liegt daran, dass ein Übermaß an Stress und innerer Anspannung den Harnsäurespiegel erhöhen kann. Umgekehrt können Maßnahmen zur Stressbewältigung beruhigend wirken und die mit Stress einhergehenden Entzündungsprozesse lindern. Bei Stress geht Ihrem Körper Pantothensäure verloren. Dieses Vitamin ist sehr wichtig, da es den Körper bei der Ausscheidung von Harnsäure unterstützt. Ein zu niedriger Pantothensäurespiegel ist also gleichbedeutend mit einem zu hohen Harnsäurespiegel, der wiederum zu Gicht führt.

Es ist schwierig, Stress zu vermeiden – egal ob er durch Arbeit, zwischenmenschliche Beziehungen oder andere Faktoren entsteht –, doch wenn diese Belastung in Dauerstress ausartet, kann Ihr Harnsäurespiegel dadurch ansteigen.

Die Bauch- oder Zwerchfellatmung ist eine Technik, bei der man tief einatmet und seine Bauchdecke dabei dehnt; anschließend zieht man den Bauch wieder ein und atmet langsam und tief aus. Auch mit dieser Technik lässt sich Stress blitzschnell abbauen.

Beurteilen Sie Ihr Stressniveau anhand des Stressfragebogens ab Seite 79 im Kapitel »Testen Sie Ihren Stresslevel«. Auch durch Yoga und Meditation kann man Stress abbauen und die Herausforderungen des täglichen Lebens leichter bewältigen.

WOHLTUENDES YOGA

Während eines Gichtanfalls oder bei erhöhtem Harnsäurespiegel können sich leichte Übungen positiv auswirken. Sobald der Anfall nachlässt, können diese Übungen Ihre Schmerzen lindern und Ihre Gelenke wieder beweglicher machen.

Yoga baut Stress ab und vermittelt ein Gefühl innerer Ruhe. Außerdem erlernen Sie dadurch Bewältigungsstrategien wie beispielsweise Atemübungen, die Ihnen helfen, besser mit Schmerzen und Depressionen umzugehen. Laut Aussagen von Ärzten und Physiotherapeuten kommt es bei Menschen, die unter erhöhten Harnsäurewerten oder Gicht leiden und täglich unter Anleitung Yoga praktizieren, zu einer deutlichen Verbesserung der Schmerzintensität, Beweglichkeit und psychischen Gesundheit.

DER BESTE EINSTIEG INS YOGA

Am besten sprechen Sie zunächst mit Ihrem behandelnden Arzt, um sicherzugehen, ob Sie bei Ihrer Erkrankung überhaupt Yoga machen dürfen. Die meisten Physiotherapeuten raten Anfängern davon ab, auf eigene Faust mit Yogaübungen zu beginnen.

Ein leichter Kurs für Anfänger ist der beste Einstieg in diese Sportart. Also rufen Sie am besten zuerst einmal in einem Yogastudio Ihrer Stadt an, schildern Ihr Problem und lassen sich Informationen zu den Lehrern geben. Es gibt viele verschiedene Yogastile und Ausbildungsprogramme für Yogalehrer; daher verfügen diese meist über ein sehr unterschiedliches Fachwissen. Sie brauchen einen Lehrer, der sich sehr gut auskennt und bei Bedarf auch etwas an Ihren Übungen verändern kann.

Oder versuchen Sie es doch mal mit einer etwas unkonventionelleren Vorgehensweise und nehmen Sie an einem Yogakurs für Schwangere teil, der einfache, gelenkschonende Übungen vermittelt und eine individuelle Betreuung anbietet. Wenn Sie einen Kurs für Senioren oder werdende Mütter ausprobieren möchten, aber weder alt noch schwanger sind, sollten Sie den Yogalehrer vorher kontaktieren, um sicherzugehen, dass er nichts dagegen einzuwenden hat. Die meisten Lehrer werden Ihnen entgegenkommen, wenn Sie Ihre Gründe für die Teilnahme erläutern. Auch wenn Sie bei der Auswahl Ihres Kurses Vorsicht walten lassen müssen, erhalten Sie dort doch wichtige Basisinformationen über die wichtigsten Positionen und über die Yogaausrüstung und -etikette.

WELCHEN YOGASTIL SOLLTE MAN BEI GICHT BETREIBEN?

Wenn Sie keinen Yogalehrer mit der gewünschten Erfahrung finden können, ist das noch lange kein Grund zum Verzweifeln. In der folgenden Liste finden Sie ein paar Yogastile, bei denen die Rehabilitation von Erkrankungen im Vordergrund steht und die sich gut an Ihre speziellen Bedürfnisse anpassen lassen. Wenn Sie sich ein paar Informationen zu diesen Yogastilen beschaffen und beim Üben Vorsicht walten lassen, können Sie sie trotz der körperlichen Einschränkungen praktizieren, die Ihre Gicht mit sich bringt. Allerdings sollten Sie Ihren behandelnden Arzt stets darüber auf dem Laufenden halten, welche Art von Sport Sie treiben. Grundsätzlich ist es wichtig, Ihr Yogaprogramm langsam anzugehen, dabei auf Ihren Körper zu hören und jede Position oder Bewegung sofort zu beenden, wenn sie Schmerzen verursacht.

Hier ein paar Yogastile, über die Sie sich näher informieren und die Sie unter fachkundiger Aufsicht praktizieren könnten, wenn sie Ihnen zusagen:

- Yoga auf dem Stuhl eignet sich für Menschen, die nicht lange stehen und sich auch nicht auf eine Yogamatte legen können.
- Wasseryoga eignet sich hervorragend für Menschen mit Gelenkschmerzen.
- Beim Vini-Yoga geht der Lehrer auf die körperliche Verfassung jedes einzelnen Schülers ein und passt die Übungen daran an (auch in der Gruppe).
- Beim Iyengar-Yoga verwendet man Stützen, um die Yogapositionen leichter und trotzdem korrekt ausführen zu können. Iyengar-Lehrer haben eine sehr gute Ausbildung in Anatomie und in der Abwandlung von Yogapositionen.
- Das vom Iyengar-Stil inspirierte Anusara-Yoga ist eine gute Alternative für etwas beweglichere Menschen, die eine aktivere Form von Yoga praktizieren möchten. Auch Anusara-Lehrer kennen sich sehr gut in der richtigen Ausführung und Modifikation von Yogapositionen aus.
- Kripalu und Sivananda sind sanfte, schonende Praktiken, die sich gut für Anfänger eignen und die man in seinem eigenen Tempo ausüben kann.

Die folgenden Asanas oder Positionen können bei regelmäßiger Ausübung nicht nur zu einer Senkung des Harnsäurespiegels beitragen, sondern auch der Ablagerung von Harnsäurekristallen in den Gelenken vorbeugen, bereits vorhandene Ablagerungen beseitigen und Gichtanfällen vorbeugen.

- Drehsitz *(Ardha Matsyendrasana)*
- Kobra *(Bhujangasana)*

- Bogen *(Dhanurasana)*
- Pflug *(Halasana)*
- Kopfstand mit den Händen *(Hasta Shirasana)*
- Kopf-zum-Knie-Haltung *(Janu Hastasana)*
- Krokodil *(Makarasana)*
- Wind lösende Haltung *(Pawanmuktasana)*
- Atemübungen *(Pranayama)*
- Bergstellung *(Tadasana)*
- Dreieck *(Trikonasana)*
- Gestreckte Fußhaltung *(Uttana Padasana)*
- Heldensitz *(Veerasana)*
- Baum *(Vrikshasana)*

Also erwecken Sie Ihren inneren Yogi zum Leben, üben Sie zumindest ein paar dieser Asanas jeden Tag und halten Sie dadurch Ihren Harnsäurespiegel im Normbereich!

MASSAGEN BEI GICHT

Eignet sich eine Massage für Menschen mit Gicht? Unter Umständen schon! Da es sich bei der Gicht um eine entzündliche Erkrankung handelt, können entzündungslindernde Massagen helfen. Es gibt verschiedene Massagetechniken, die bei Gicht besonders hilfreich sind, zum Beispiel die Thai-Massage oder Massagen, die dazu beitragen, Giftstoffe aus dem Körper auszuschwemmen.

Falls Ihnen der Gang zum Massagetherapeuten während eines Gichtanfalls Probleme bereitet, können Sie den Masseur zu sich nach Hause kommen lassen oder sich einen Massagesessel anschaffen. Modelle mit Fuß- und Beinmassagefunktion eignen sich besonders gut bei Gicht. Auch Sessel mit Zusatzeinstellungen wie beispielsweise Wärmetherapie und *Zero-Gravity*-Liegeposition (»null Erdanziehungkraft«) können einen wichtigen Beitrag zur Behandlung Ihrer Gicht leisten.

Eine Massage bei Gicht kann Ihnen folgenden Nutzen bringen:

1. Anregung der Durchblutung, um die Entzündung zum Abklingen zu bringen
2. Schmerzlinderung
3. Stressabbau

ANREGUNG DER DURCHBLUTUNG

Es ist erwiesen, dass Massagen die Durchblutung fördern. Das trägt wiederum zur Linderung von Entzündungen bei und verbessert die Gesundheit Ihrer Gelenke. Und da Gicht die Gelenke (am häufigsten Fuß, Knöchel oder Knie) angreift, ist dieser Nutzen einer Massagetherapie für Sie besonders wichtig!

Dadurch, dass das Blut besser und schneller durch den Körper fließt, lindert es Entzündungen in der Gelenkumgebung, versorgt das geschädigte Gewebe mit Sauerstoff und Nährstoffen und trägt dadurch zur Heilung bei. Die verbesserte Durchblutung ist der Hauptgrund, warum eine Massagetherapie bei Gicht so gut hilft. Falls Sie nicht in der Lage sein sollten, einen Massagetherapeuten aufzusuchen, können Sie stattdessen eine Selbstmassage zur Lymphdrainage durchführen. Diese Massagetechnik eignet sich besonders gut dazu, die Durchblutung und den Lymphfluss anzuregen, sodass Giftstoffe ausgeschwemmt werden können. Diese Selbstmassage zu erlernen, erfordert allerdings Zeit und sollte unter fachkundiger Aufsicht passieren.

SCHMERZLINDERUNG

Auch die schmerzlindernde Wirkung einer Massage kann sich positiv auf die Gichtsymptome auswirken. (Schmerzlinderung ist eines der Hauptziele von Massagen bei Gicht.)

STRESSABBAU

Stressbewältigung ist eine der besten Methoden zur natürlichen Behandlung von Gichtsymptomen. Denn Stress kann einen Gichtanfall auslösen oder die Beschwerden verschlimmern. Und das ist ein verhängnisvoller Teufelskreis, da die Schmerzen bei einem Gichtanfall oft zusätzlichen Stress verursachen, der die Schmerzen dann wiederum noch mehr verstärkt.

Es gibt ein paar einfache Möglichkeiten, Ihren Stress in den Griff zu bekommen. Zum Beispiel kann eine Massage bei Gichtbeschwerden eine tiefe Entspannung und Schmerzlinderung bewirken und dadurch gleichzeitig auch zum Abbau von Stress beitragen. Wissenschaftlichen Untersuchungen zufolge kann bereits eine fünfminütige Hand- oder Fußmassage das Stressempfinden und die innere Anspannung nachhaltig beeinflussen. Andere Techniken, die im Rahmen einer Massage eingesetzt werden können, sind Meditation oder beruhigende Musik. Durch gleichzeitiges Meditieren lässt sich die stresslindernde Wirkung einer Massage verstärken. Eine der häufigsten Meditationsformen, die in Kombination mit einer Massage gegen Angst und Stress praktiziert wird, ist die Achtsamkeitsmeditation.

Massagen gegen Gicht können Ihre Beschwerden lindern und den Gichtanfall so schnell wie möglich wieder zum Abklingen bringen. Trotzdem sollten sie nicht ohne professionelle Beratung erfolgen. Wenn Sie gerade einen akuten Gichtanfall durchmachen und mit dem Gedanken an eine Massagetherapie spielen, sollten Sie also zunächst mal Ihren Arzt um Rat fragen, um festzustellen, ob diese Behandlung für Sie auch wirklich hilfreich und unbedenklich ist.

TESTEN SIE IHREN STRESSLEVEL

Dieser Fragebogen zeigt, welche Rolle Stress in verschiedenen Bereichen Ihres Lebens spielt. Kreisen Sie jeweils die Antwort ein, die am besten beschreibt, wie oft Sie innerhalb einer Woche normalerweise unter den genannten Stressfaktoren zu leiden haben.

Sobald Sie alle Fragen beantwortet haben, zählen Sie die Gesamtpunktzahlen für jede Kategorie zusammen.

5 Punkte: fast immer (an fünf Tagen pro Woche)
4 Punkte: häufig (an drei Tagen pro Woche)
3 Punkte: manchmal (an ein bis anderthalb Tagen pro Woche)
2 Punkte: fast nie (seltener als zwei Stunden pro Woche)
1 Punkt: nie

Die typischen Parameter

Bedenken Sie, dass sich verschiedene Faktoren in Ihrem Leben unterschiedlich auf Ihren Stresslevel auswirken. Obwohl diese Parameter natürlich von Mensch zu Mensch variieren und jeder seine ganz individuellen Stressauslöser hat, zählen bei den meisten Menschen Alter, Familienstand, Gehalt und berufliche Position als solche Faktoren, die einen erheblich Einfluss auf das Stressempfinden und somit das Wohlbefinden haben. Diese Parameter können sich mit der Zeit ändern, bitte behalten Sie das im Hinterkopf.

Physische Indikatoren
1. Mein ganzer Körper fühlt sich verspannt an.
2. Ich leide unter nervösen Schweißausbrüchen oder schwitze an den Händen.
3. Es fällt mir schwer, mich richtig zu entspannen.
4. Ich leide unter starken oder chronischen Schmerzen im Lendenwirbelsäulenbereich.
5. Ich leide unter starken oder chronischen Kopfschmerzen.
6. Ich leide unter Verspannungen oder Muskelkrämpfen in Gesicht, Kiefer, Nacken oder Schultern.
7. Ich leide unter Übelkeit oder einem flauen Gefühl im Magen.
8. Ich bekomme Hautausschläge oder Juckreiz.
9. Ich habe Probleme mit dem Stuhlgang (Verstopfung, Durchfall).
10. Ich muss öfter Wasser lassen als die meisten Menschen.
11. Mein Magengeschwür bereitet mir Probleme.
12. Ich gerate bereits nach leichter körperlicher Anstrengung (zum Beispiel, wenn ich vier Stockwerke hochsteige) außer Atem.
13. Im Vergleich zu den meisten anderen Menschen habe ich sehr wenig oder sehr viel Appetit.
14. Ich wiege mindestens sieben Kilo mehr, als eine Person meiner Körpergröße und Statur auf die Waage bringen sollte.
15. Ich rauche Tabak.
16. Bei körperlicher Aktivität verspüre ich einen scharfen Schmerz im Brustkorb.
17. In körperlicher Hinsicht fühle ich mich kraft- und energielos.
18. Mein Herz schlägt im Ruhezustand mehr als 100-mal pro Minute.
19. Wegen meines vollen Terminkalenders lasse ich mindestens zwei Mahlzeiten pro Woche aus.
20. Ich plane meine Mahlzeiten nicht im Voraus und achte nicht auf eine ausgewogene Ernährung.
21. Ich widme mich weniger als drei Stunden pro Woche intensiver körperlicher Aktivität (Joggen, Basketball, Tennis, Schwimmen usw.).
Gesamtpunktzahl der physischen Indikatoren:

fast immer	häufig	manchmal	fast nie	nie
5	4	3	2	1
5	4	3	2	1
5	4	3	2	1
5	4	3	2	1
5	4	3	2	1
5	4	3	2	1
5	4	3	2	1
5	4	3	2	1
5	4	3	2	1
5	4	3	2	1
5	4	3	2	1
5	4	3	2	1
5	4	3	2	1
5	4	3	2	1
5	4	3	2	1
5	4	3	2	1
5	4	3	2	1
5	4	3	2	1
5	4	3	2	1
5	4	3	2	1
5	4	3	2	1

Schlafindikatoren
1. Ich habe Probleme mit dem Einschlafen.
2. Ich brauche Tabletten, um einschlafen zu können.
3. Ich leide unter Albträumen oder träume immer wieder schlecht.
4. Ich wache mindestens einmal mitten in der Nacht ohne ersichtlichen Grund auf.
5. Egal wie viel ich schlafe – morgens beim Aufwachen bin ich müde.
Gesamtpunktzahl der Schlafindikatoren:

Verhaltensindikatoren
1. Ich stottere oder bringe keinen Ton heraus, wenn ich mit anderen Menschen spreche.
2. Ich versuche, beim Mittagessen zu arbeiten.
3. Ich muss abends lange arbeiten.
4. Ich gehe zur Arbeit, auch wenn ich mich krank fühle.
5. Ich muss Arbeit mit nach Hause nehmen.
6. Ich trinke Alkohol oder nehme Drogen, um mich zu entspannen.
7. Ich trinke mehr als zwei Bier, einen Viertelliter Wein oder einen Deziliter Schnaps pro Tag.
8. Wenn ich Alkohol konsumiere, betrinke ich mich gern richtig.
9. Ich betrinke mich öfter als einmal pro Woche oder werde »high« von anderen Drogen.
10. Wenn ich betrunken oder »high« bin, fahre ich trotzdem Auto oder Motorrad.
11. Ich stolpere öfter oder mir passieren mehr Unfälle als anderen Leuten.
12. Ich nehme pro Woche mindestens ein verschreibungspflichtiges Medikament (zum Beispiel Amphetamine, Barbiturate) ohne ärztliche Empfehlung ein.
13. Ich leide unter sexuellen Problemen.

fast immer	häufig	manchmal	fast nie	nie
5	4	3	2	1
5	4	3	2	1
5	4	3	2	1
5	4	3	2	1
5	4	3	2	1

fast immer	häufig	manchmal	fast nie	nie
5	4	3	2	1
5	4	3	2	1
5	4	3	2	1
5	4	3	2	1
5	4	3	2	1
5	4	3	2	1
5	4	3	2	1
5	4	3	2	1
5	4	3	2	1
5	4	3	2	1
5	4	3	2	1
5	4	3	2	1
5	4	3	2	1

14. Ich wette mindestens einmal pro Woche um Geld.
15. Nach dem Abendessen verbringe ich mehr Zeit allein, als mit Familie oder Freunden zu reden.
16. Ich komme zu spät zur Arbeit.
17. Mindestens einmal pro Woche habe ich Streit mit einem Kollegen oder Vorgesetzten, wobei wir uns gegenseitig anbrüllen.
Gesamtpunktzahl der Verhaltensindikatoren:

Emotionsindikatoren
1. Ich habe festgestellt, dass ich Ärger und Probleme am besten bewältigen kann, indem ich bewusst vermeide, daran zu denken oder darüber zu sprechen.
2. Es fällt mir schwer, mich an Dinge zu erinnern.
3. Ich gerate in Angst oder Panik wegen Problemen, die ich nicht richtig beschreiben kann.
4. Ich mache mir viele Sorgen.
5. Es ist mir wichtig, meiner Familie meine Gefühle nicht zu zeigen.
6. Es fällt mir schwer, mich zu Hause zu entspannen.
7. Es ist am besten, nicht mal meinem engsten Freund, meiner engsten Freundin zu erzählen, wie mir wirklich zumute ist.
8. Wenn ich aufgeregt bin, fällt mir das Sprechen schwer.
9. Ich spüre eine große Wut in mir.
10. Ich leide unter unkontrollierbaren Wutausbrüchen.
11. Ich bin gekränkt, wenn mich jemand kritisiert – selbst wenn es sich dabei um freundliches, konstruktives Feedback handelt.
12. Ich bin extrem empfindlich und reizbar.
13. Meine Gefühle ändern sich unvorhersehbar und ohne erkennbaren Grund.

5	4	3	2	1
5	4	3	2	1
5	4	3	2	1
5	4	3	2	1

fast immer	häufig	manchmal	fast nie	nie
5	4	3	2	1
5	4	3	2	1
5	4	3	2	1
5	4	3	2	1
5	4	3	2	1
5	4	3	2	1
5	4	3	2	1
5	4	3	2	1
5	4	3	2	1
5	4	3	2	1
5	4	3	2	1
5	4	3	2	1
5	4	3	2	1

14. Ich habe eigentlich das Gefühl, niemandem vertrauen zu können.
15. Ich habe das Gefühl, dass andere Menschen mich nicht verstehen.
16. Ich fühle mich nicht besonders wohl in meiner Haut.
17. Normalerweise schaue ich nicht optimistisch in meine Zukunft.
18. Ich fühle mich sehr müde und desinteressiert am Leben.
19. Ich hatte schon einmal Probleme wegen meines impulsiven Verhaltens.
20. Mir war schon einmal so hundeelend zumute, dass ich daran dachte, mir etwas anzutun.
Gesamtpunktzahl der Emotionsindikatoren:

Persönliche Gewohnheiten
1. Ich beschäftige mich weniger als drei Stunden pro Woche mit einem Hobby.
2. Ich bringe weniger als eine Stunde pro Woche damit zu, persönliche Briefe zu schreiben, Tagebuch zu führen oder mich mit kreativem Schreiben zu beschäftigen.
3. Ich bringe weniger als 30 Minuten pro Woche damit zu, zwanglose Gespräche mit meinen Nachbarn zu führen.
4. Ich habe keine Zeit, die Tageszeitung zu lesen.
5. Ich schaue länger als eine Stunde pro Tag fern, um etwas Unterhaltung zu haben.
6. Ich fahre schneller Auto oder Motorrad, als erlaubt ist, weil ich das als spannende Herausforderung empfinde.
7. Ich bringe weniger als 30 Minuten pro Tag damit zu, auf ein bestimmtes Lebensziel oder eine bestimmte Ambition hinzuarbeiten.
8. Mein tägliches Leben hat nicht viel mit meinen religiösen Überzeugungen oder meiner Lebensphilosophie zu tun.
9. Wenn ich gestresst bin, fällt es mir schwer, Zeit und Aktivitäten für einen konstruktiven Stressabbau einzuplanen.
Gesamtpunktzahl der persönlichen Gewohnheiten:

5	4	3	2	1
5	4	3	2	1
5	4	3	2	1
5	4	3	2	1
5	4	3	2	1
5	4	3	2	1
5	4	3	2	1

fast immer	häufig	manchmal	fast nie	nie
5	4	3	2	1
5	4	3	2	1
5	4	3	2	1
5	4	3	2	1
5	4	3	2	1
5	4	3	2	1
5	4	3	2	1
5	4	3	2	1
5	4	3	2	1

Keine einzelne Frage in diesem Fragebogen beweist, dass Sie unter Stress leiden, aber wenn Sie sich Ihre Punktzahlen in den verschiedenen Kategorien anschauen, wird Ihnen vielleicht auffallen, dass Sie in bestimmten Lebensbereichen besonders viel Stress haben. Um herauszufinden, welche das sind, zählen Sie die eingekreisten Zahlen in den verschiedenen Abschnitten zusammen und kreuzen dann die Gesamtpunktzahl für jede Kategorie in der untenstehenden Tabelle an.

		sehr niedrig	mittel	hoch	sehr hoch	gefährlich hoch
Gesamtpunktzahl	Physische Indikatoren	22	30	38	48	54+
	Schlafindikatoren	5	8	10	12	14+
	Verhaltensindikatoren	18	27	36	45	50+
	Emotionsindikatoren	21	29	37	46	55+
	Persönliche Gewohnheiten	9	15	20	25	30+
	Gesamtpunktzahlen					

Achten Sie auf die Lebensbereiche, in denen Sie ein »sehr hohes« oder »gefährlich hohes« Stressniveau aufweisen. Das sind Problembereiche, auf die Sie sich bei der Entwicklung Ihres persönlichen Stressbewältigungsplans ganz besonders konzentrieren sollten. Wenn Sie in keinem Lebensbereich eine »sehr hohe« oder »gefährlich hohe« Punktzahl erreicht haben – herzlichen Glückwunsch! Das bedeutet, dass Sie sehr gut mit Stress umgehen können. Bei Ihrem persönlichen Stressbewältigungsplan sollten Sie sich vor allem auf Folgendes konzentrieren:

1. Aufbau von Ressourcen, die Ihnen in Stresssituationen helfen können
2. Stressprävention durch Ausdauersport, Entspannung, gesunde Ernährung und Schlaf

FRÜHWARNSIGNALE

Schreiben Sie nun die drei Anzeichen, die bei Ihnen zuallererst und am häufigsten auftreten, wenn Sie unter Stress stehen, in die untenstehenden Zeilen. Vielleicht möchten Sie vorher noch mal einen Blick auf Ihren ausgefüllten Fragebogen werfen; er kann Ihnen eine Vorstellung davon vermitteln, wie Ihre Frühwarnsignale aussehen. Diese Signale deuten darauf hin, dass Sie gestresst sind, sodass Sie nach den Ursachen für Ihren Stress forschen und Gegenmaßnahmen ergreifen können, bevor ernsthafte Probleme entstehen.

1. ____

2. ____

3. ____

Datum, an dem Sie den Fragebogen ausgefüllt haben: ____________

Bewahren Sie den ausgefüllten Fragebogen für die spätere Verwendung auf. Vielleicht möchten Sie ihn in regelmäßigen Abständen erneut ausfüllen und die Ergebnisse vergleichen. Auf diese Weise können Sie Ihr allgemeines Stressniveau im Auge behalten, neue Lebensbereiche entdecken, die Ihnen möglicherweise Stress verursachen, und Ihre Fortschritte im Umgang mit früheren stressauslösenden Lebensbereichen weiterverfolgen.

4

Ernährung und Lebensstil

Zu hohe Harnsäurespiegel und Gelenkschmerzen kann man mithilfe eines langfristig angelegten Krankheitsmanagementprogramms in den Griff bekommen. Zunächst einmal sollten Sie sich um eine Lebensstiländerung bemühen, damit die von Ihrem Arzt empfohlene medizinische Therapie noch besser wirkt.

Hier zwei Möglichkeiten, wie Sie ein besseres Verständnis für ihren Körper entwickeln und Ihre Lebensweise ändern können:

- Machen Sie sich klar, dass Essen Medizin ist. Achten Sie auf Ihre Ernährung und schränken Sie den Verzehr von Glukosesirup wie Maissirup, Innereien, rotem Fleisch, Fisch und alkoholischen Getränken ein; schon allein dadurch kann sich Ihr Gesundheitszustand verbessern.
- Auch eine Gewichtsabnahme ist wichtig, um zu hohe Harnsäurewerte in den Griff zu bekommen.

Wir werden diese Lebensstiländerungen gleich noch näher beleuchten. Natürlich haben wir Verständnis dafür, dass es am schwierigsten ist, auf die Lebensmittel zu verzichten, die man besonders gern isst. Selbst wenn Sie sich nach ihrem Verzehr gar nicht so wohlfühlen, fällt es Ihnen doch schwer, die Finger davon zu lassen. Wie trostlos wird Ihr Leben ohne sie aussehen? Wird es Ihren Freunden auf die Nerven gehen, wenn Sie sich beim Essen nun plötzlich einschränken? Und werden Sie sich nicht entsetzlich vor sich selbst schämen, wenn Sie wieder rückfällig werden? All das kann Sie in eine emotionale Achterbahn stürzen.

Der Schlüssel zu einem gelassenen Abschied von einem Lieblingsgericht besteht darin, sich das Gefühl der Entbehrung erträglicher zu machen: Versuchen Sie sich neue Horizonte im Leben zu erschließen, wenn Sie von alten, geliebten Essgewohnheiten Abschied nehmen müssen. Mit diesem Gedanken im Hinterkopf wollen wir uns nun ein paar hilfreichen Strategien zur Veränderung von Essgewohnheiten zuwenden.

WELCHE HINDERNISSE STEHEN EINER ÄNDERUNG IHRER ESSGEWOHNHEITEN IM WEG?

Emotionale Bindungen: Dass wir so sehr an bestimmten Lebensmitteln, Gewohnheiten oder Vorlieben hängen, kann tief verwurzelte kulturelle oder emotionale Ursachen haben. Vielleicht haben Ihre Angehörigen oder Eltern Sie als Kind immer mit bestimmten Lebensmitteln belohnt oder getröstet. Oder als Erwachsener haben Sie sich vielleicht einen besonderen Leckerbissen gegönnt, wenn Sie etwas Wichtiges erreicht hatten. Sich von den Lebensmitteln zu verabschieden, die man mit wichtigen Lebensereignissen in Verbindung bringt, ist besonders schwierig.

Stressabbau-Effekt: Wenn Sie in dieses cremige Stück Schokoladentorte (oder irgendeinen anderen »verbotenen« Leckerbissen) hineinbeißen, spüren Sie, wie sich Ihre Stimmung hebt. Dieses gute Gefühl hält jedoch meist nicht lange an. Biochemisch gesehen zieht es Ihren Körper immer wieder zu den Verhaltensweisen hin, die Ihnen vorübergehend ein gutes Gefühl vermitteln, auch wenn Ihnen das auf lange Sicht nicht guttut.

Gewohnheit: Selbst, wenn Sie sich nach dem Verzehr eines bestimmten Lebensmittels unwohl fühlen, sind Sie inzwischen vielleicht schon so sehr an dieses Gefühl gewöhnt, dass es Ihnen normal erscheint – vor allem, wenn Sie das betreffende Lebensmittel täglich (vielleicht sogar mehrmals) essen. Der Verzicht darauf kann Sie so lange aus dem Gleichgewicht bringen, bis Sie anfangen, die positiven Auswirkungen dieser Ernährungsumstellung zu bemerken.

Selbstmitleid: Vielleicht befürchten Sie ja, dass es für Ihr Lieblingsessen nur einen faden, langweiligen Ersatz gibt, und der Gedanke, sich damit begnügen zu müssen, deprimiert Sie.

Angst davor, nicht dazuzugehören: Wenn Sie mit Ihren Freunden essen gehen und sehen, wie diese sich einen Teller mit Fleisch und Käse-Nachos bestellen, möchten Sie nicht der Einzige sein, der etwas anderes verlangt. Vielleicht ist Ihnen das peinlich. Sie wollen nicht wie ein schwieriger Gast wirken, der im Restaurant dauernd Sonderwünsche hat und sich vor dem Bestellen immer erst die Zutatenliste auf der Speisekarte durchliest.

STRATEGIEN ZUR VERÄNDERUNG IHRER ERNÄHRUNGSGEWOHNHEITEN

Wir halten es für sehr wichtig, dass Sie sich selbst Anerkennung zollen, wenn Sie auf dem Weg zum Verzicht auf Ihre Lieblingsspeisen kleine Erfolge erzielen. Hier ein paar Möglichkeiten, wie Sie sich diesen Umstellungsprozess ein bisschen erleichtern können.

Verzichten Sie schrittweise auf problematische Lebensmittel: Wenn Sie zum Beispiel bisher dreimal täglich Milchprodukte gegessen haben, versuchen Sie das jetzt nur noch zweimal am Tag zu tun. In der nächsten Woche sind Milchprodukte nur noch einmal täglich erlaubt, dann jeden zweiten Tag – und so weiter, bis sie völlig von Ihrem Speisezettel verschwunden sind. Wenn Sie nicht ganz darauf verzichten möchten, können Sie stattdessen allmählich auf fettarme Milchprodukte umsteigen.

Betrachten Sie diese Umstellung als vorübergehende Veränderung: Vielleicht müssen Sie nicht für immer auf das problematische Lebensmittel verzichten, sondern nur für eine Weile. Danach können Sie es in begrenzten Mengen wieder in Ihre Ernährung aufnehmen, um festzustellen, wie Ihr Körper darauf reagiert.

Überlegen Sie, was Sie an einem bestimmten Lebensmittel so gern mögen, und versuchen Sie sich dieses Bedürfnis dann auf andere Weise zu erfüllen: Wenn Sie Schokoladenkuchen mit

Ihrer Kindheit assoziieren, dann bereiten Sie zur Abwechslung doch einmal den Schmorbraten zu, den Sie als Kind so sehr geliebt haben. Und wenn Sie ein unwiderstehliches Verlangen nach etwas Süßem haben, probieren Sie aus, ob das süße Aroma einer Clementine Ihnen nicht vielleicht sogar noch mehr Genuss bereitet als der Geschmack von Süßigkeiten.

Lassen Sie die Finger von genauso schädlichen Ersatzprodukten: Manchmal ist es verlockend, problematische Lebensmittel durch ähnliche zu ersetzen, um wenigstens nicht ganz auf ihren Geschmack verzichten zu müssen. Auf lange Sicht können diese Produkte jedoch genauso schädlich sein und Sie auf Ihrem Weg zu einer gesunden Ernährung ein ganzes Stück zurückwerfen.

Gewöhnen Sie Ihren Gaumen an etwas Neues: Experimentieren Sie mit vollwertigen Lebensmitteln, die Sie bisher noch nie probiert haben. Wie wäre es zum Beispiel, statt milchfreiem Frischkäse Avocado auf Ihr Sandwich zu streichen oder Ihre Eier nicht mehr mit einem glutenfreien Brötchen, sondern mit Süßkartoffeln zu essen?

Haben Sie Geduld: Wenn Sie auf fade Ersatzprodukte verzichten und stattdessen lieber öfter mal etwas Neues ausprobieren, dauert es normalerweise zwei bis vier Wochen, bis Sie sich an diese Veränderungen in Ihrem Essverhalten gewöhnt haben. Nach ein paar Monaten haben Sie dann vielleicht gar kein Verlangen mehr nach dem problematischen Lebensmittel.

Gehen Sie taktvoll mit schwierigen sozialen Situationen um: Wenn Sie sich durch Ihr soziales Umfeld unter Druck gesetzt fühlen, etwas zu essen oder zu trinken, worauf Sie eigentlich lieber verzichten möchten, machen Sie kein großes Aufheben um Ihre Entscheidung, sondern sagen Sie stattdessen einfach: »Ich glaube, ich fühle mich viel wohler, wenn ich keine Lebensmittel esse, die viel Zucker enthalten; also verzichte ich jetzt mal eine Zeit lang darauf, um zu sehen, wie es mir dann geht.«

Suchen Sie sich professionelle Unterstützung: Ein Diätassistent oder Ernährungsberater kann Ihnen helfen, Ihre körperliche und emotionale Beziehung zu Lebensmitteln besser zu verstehen. Außerdem kann er Sie auf Ihrem Weg zu einer gesünderen Ernährung unterstützen, indem er Ihnen Lebensmittel empfiehlt, die Sie bisher noch nicht probiert haben, und Ihnen bei der Bewertung der Ergebnisse dieser Ernährungsumstellung hilft.

ESSEN ALS MEDIZIN

Diese Sichtweise beruht auf der Erkenntnis, dass Lebensmittel und Ernährung bei der Vorbeugung und Behandlung von Krankheiten eine wichtige Rolle spielen. Obwohl der folgende Ausspruch dem griechischen Arzt Hippokrates zugeschrieben wird, gibt es keine Beweise dafür, dass er ihn tatsächlich getätigt hat: »Eure Nahrung sei eure Medizin und eure Medizin sei eure Nahrung.« Ganz im Einklang mit dieser Philosophie erleben wir jedoch zurzeit eine Neubesinnung auf den Zusammenhang zwischen Ernährung und Pharmakologie. Neueste wissenschaftliche Untersuchungen unterstreichen nicht nur das therapeutische Potenzial von Lebensstilinterventionen, sondern liefern auch wichtige Erkenntnisse über den komplexen, dynamischen Übergang von Gesundheit zu Krankheit.

Es gibt keine genaue Definition des Konzepts »Essen als Medizin«. Gemeint ist damit jedoch, dass die Ernährung bei der Gesundheitsplanung eines Menschen eine wichtige Rolle spielen sollte: Führt man dem Körper die richtigen Nährstoffe zu und meidet ein Zuviel schädlicher Stoffe, lassen sich Krankheiten vorbeugen, Beschwerden lindern, ja sogar Krankheitsprozesse rückgängig machen. Auch wenn es nicht die eine richtige oder falsche Ernährung gibt, stehen doch im Mittelpunkt dieses Konzepts der Konsum einer Vielfalt an vollwertigen, möglichst wenig verarbeiteten pflanzlichen Lebensmitteln und die Einschränkung des Verzehrs von stark verarbeiteten Produkten mit einem hohen Gehalt an Zucker, Öl und Salz.

Lebensmittel, denen Befürworter dieser Idee (oft aufgrund eines mutmaßlich hohen Gehalts an einem bestimmten Mikronährstoff oder Biomolekül) medizinische Eigenschaften zuschreiben, werden manchmal auch als »Functional Food« bezeichnet und sind für Menschen, die Essen als Medizin betrachten, von besonderem Interesse. Viele Kräuter und Gewürze, Hülsenfrüchte, Nüsse und Kerne, Vollkornprodukte, aber auch Obst und Gemüse gelten als Functional Food. Die in pflanzlichen Lebensmitteln dieser Art enthaltenen bioaktiven Substanzen werden in sechs verschiedene Kategorien unterteilt: Flavonoide, Phenolsäuren, Alkaloide, Saponine, Polysaccharide und Sonstige. Der Mechanismus, über den diese bioaktiven Substanzen eine blutdrucksenkende Wirkung entfalten, wird in drei Klassen untergliedert: Hemmung der Harnsäureproduktion, vermehrte Ausscheidung von Harnsäure über die Nieren und vermehrte Ausscheidung von Harnsäure über den Darm.

Die Philosophie »Essen als Medizin« stellt die Denkweise der Schulmedizin infrage, die sich in erster Linie auf den technologischen medizinischen Fortschritt stützt und Krankheiten mit pharmazeutischen Medikamenten behandelt.

VORTEILE DES »ESSEN ALS MEDIZIN«-ANSATZES

Die Philosophie »Essen als Medizin« hat einiges für sich, zum Beispiel:

Therapeutischer Nutzen: Es ist eine anerkannte wissenschaftliche Tatsache, dass bestimmte Lebensmittel die Behandlung von Krankheiten unterstützen. Das zeigt, welch wichtige Rolle die Ernährung in der Therapie chronischer Erkrankungen spielt. Durch eine Verbesserung seiner Ernährung kann man Krankheitssymptome lindern und seine Lebensqualität steigern.

Kosteneffizienz: Die Häufigkeit chronischer Erkrankungen hat weltweit zugenommen, ebenso wie die damit einhergehenden Kosten für das Gesundheitswesen. Wenn wir Lebensmittel als Medizin nutzen würden, ließe sich dadurch der Schweregrad bestimmter Krankheiten abmildern; dann hätten die Menschen bessere Laborwerte, müssten weniger Medikamente einnehmen und nicht so oft ins Krankenhaus eingewiesen werden.

FAZIT

Können Lebensmittel tatsächlich Medizin sein? Dieses Konzept mag in der westlichen Welt noch relativ neu sein; doch in vielen Kulturen weltweit hat man schon seit Langem erkannt, welch wichtige Rolle die Ernährung für unsere Gesundheit spielt. Eine gesunde Ernährung mit viel Obst, Gemüse, Vollkornprodukten, Nüssen und Kernen, magerem Eiweiß und fettarmen Milchprodukten könnte das Risiko für chronische Krankheiten (beispielsweise Herz-Kreislauf-Erkrankungen und Typ-2-Diabetes) senken.

Lebensmittel sind jedoch kein Allheilmittel und sollten stets in Kombination mit einer angemessenen medizinischen Behandlung eingesetzt werden.

HOCHWERTIGE NÄHRSTOFFE FÜR WENIGER HARNSÄURE

Wie bereits an früherer Stelle in diesem Buch erklärt, wird Harnsäure nach der Verdauung purinreicher Lebensmittel aus dem Körper ausgeschieden. Menschen mit hohem Harnsäurespiegel müssen im Hinblick auf ihre Ernährung und ihre Essgewohnheiten besonders vorsichtig sein: Sie sollten nicht nur Lebensmittel mit hohem Puringehalt meiden, sondern auch nicht zu viel Fett zu sich nehmen, da es die Fähigkeit des Körpers zur Ausscheidung von Harnsäure beeinträchtigen kann. Eine gesunde Ernährung und die richtigen Medikamente können Ihnen dabei helfen, Ihren Harnsäurespiegel auf einem normalen Niveau zu halten.

Hier ein paar Lebensmittel, die Sie in Ihre Ernährung aufnehmen sollten, weil sie sich positiv auf den Harnsäurespiegel auswirken:

Äpfel tun Menschen mit zu hohem Harnsäurespiegel gut, denn die darin enthaltene Apfelsäure neutralisiert die Harnsäure im Blut.

Apfelessig kann Patienten mit erhöhtem Harnsäurespiegel helfen. Geben Sie drei Teelöffel Essig in ein Glas Wasser und trinken Sie dieses Essigwasser zwei- bis dreimal täglich, um zu hohe Harnsäurewerte zu senken.

Saft aus grünen Bohnen ist ebenfalls ein wirksames Hausmittel zur Behandlung von Gicht. Trinken Sie diesen gesunden Saft zweimal täglich, um einer zu starken Harnsäurebildung vorzubeugen.

Wasser schwemmt Giftstoffe und überschüssige Harnsäure aus dem Körper heraus. Daher sollten Sie täglich mindestens zwei Liter Wasser trinken. Wasser spielt bei der Vorbeugung von Gichtanfällen eine wichtige Rolle, weil es der Bildung von Harnsäurekristallen entgegenwirkt. Wissenschaftliche Untersuchungen zeigen, dass Schwitzen bei körperlicher Aktivität die Harnsäureausscheidung verringert und der Harnsäurespiegel dadurch ansteigt. Das deutet darauf hin, dass Dehydrierung den Serumharnsäurespiegel erhöhen kann und einen Risikofaktor für Gichtanfälle darstellt.

In einer anderen Studie nahm die Häufigkeit von Rückfällen um 46 Prozent ab, wenn die Patienten 24 Stunden vor einem Gichtanfall genügend Wasser getrunken hatten. Wenn Sie zu hohen Harnsäurewerten neigen, sollten Sie sich also bemühen, in Abhängigkeit vom Ausmaß Ihrer körperlichen Aktivität ausreichend Wasser zu trinken. Denn ohne Wasser kann die Harnsäure nicht verdünnt und effizient über die Nieren ausgeschieden werden. Und was am allerwichtigsten ist: Dehydrierung verlangsamt auch den Stoffwechsel, und das führt zu einer Gewichtszunahme, die Gicht verursachen oder verschlimmern kann.

Kirschen enthalten eine entzündungshemmende bioaktive Substanz namens Anthocyanin, die ebenfalls zur Senkung des Harnsäurespiegels beiträgt. Außerdem verhindern Kirschen, dass Harnsäure auskristallisiert und sich in den Gelenken ablagert.

Beeren, vor allem Erd- und Heidelbeeren, besitzen viele entzündungshemmende Eigenschaften. Wenn Sie diese Früchte in Ihre tägliche Ernährung aufnehmen, können Sie einem zu hohen Harnsäurespiegel vorbeugen (siehe unsere Ausführungen im Kapitel »Welche Rolle spielen Beeren in einem Gicht-Diätplan?« ab Seite 108)

Frische Gemüsesäfte wie Karotten-, Rote-Bete- und Gurkensaft sind wirksame Mittel gegen zu hohe Harnsäurewerte. Aus diesen drei Gemüsesorten können Sie auch einen Smoothie zubereiten.

Fettarme Milchprodukte können dabei helfen, einem zu hohen Harnsäurespiegel entgegenwirken. Sie können zum Beispiel fettarme Milch und fettarmen Joghurt oder Quark auf Ihren Speisezettel setzen.

Limette enthält Zitronensäure, in der sich die Harnsäure auflöst. Wenn Sie täglich Limettensaft trinken, können Sie also der Entstehung zu hoher Harnsäurespiegel vorbeugen. Sie können zum Beispiel täglich eine halbe Limette auspressen und in ein Glas Wasser geben oder Limettensaft über Ihre Speisen träufeln; das macht sie nicht nur schmackhafter, sondern gleichzeitig auch gesünder.

LEBENSMITTEL MIT HOHEM VITAMIN-C-GEHALT

Solche Lebensmittel bauen Harnsäure ab und schwemmen sie aus dem Körper heraus – ein hervorragender Weg zur Behandlung erhöhter Harnsäurewerte. Kiwis, Stachelbeeren, Guaven, Orangen, Zitronen, Tomaten und grünes Blattgemüse sind gute Vitamin-C-Quellen.

Olivenöl enthält Antioxidanzien und hat eine entzündungshemmende Wirkung. Gewöhnen Sie sich daher an, Ihre Gerichte in diesem Öl zu garen. Kalt gepresstes Olivenöl ist besonders hochwertig.

Selleriesamen sind ein beliebtes Hausmittel zur Behandlung erhöhter Harnsäurewerte. Geben Sie die Samen in Ihre Säfte oder weichen Sie sie vor dem Verzehr über Nacht in Wasser ein.

Ballaststoffreiche Lebensmittel absorbieren die Harnsäure aus dem Blutkreislauf und helfen den Nieren dadurch bei der Ausscheidung überschüssiger Harnsäure. Wenn bei Ihnen ein zu hoher Harnsäurespiegel festgestellt wurde, sollten Sie mehr lösliche Ballaststoffe (beispielsweise Hafer, Äpfel, Orangen, Brokkoli, Birnen, Erdbeeren, Blaubeeren, Gurken, Sellerie, Karotten und Gerste) zu sich nehmen.

Grüntee bietet eine weitere gute Möglichkeit zur Behandlung erhöhter Harnsäurewerte. Sein täglicher Genuss kann dabei unterstützen, eine Hyperurikämie leichter in den Griff bekommen und das Risiko für Gichtanfälle senken.

Tomaten, Gurken und Brokkoli vor dem eigentlichen Essen zu verzehren, ist der beste Weg, um der Entstehung eines zu hohen Harnsäurespiegels entgegenzuwirken. Außerdem handelt es sich dabei um basische Lebensmittel, die der Bildung von Harnsäurekristallen vorbeugen.

Omega-3-Fettsäuren sind in Leinsamen, Walnüssen und Fisch (beispielsweise Lachs, Makrele, Hering und Sardinen) enthalten und helfen gegen Schwellungen und Entzündungen.

WORAUF SIE VERZICHTEN SOLLTEN

Lebensmittel und Getränke mit hohem Zuckergehalt: Normalerweise geht man davon aus, dass eine eiweißreiche Ernährung den Harnsäurespiegel erhöht. Neuere wissenschaftliche Untersuchungen haben jedoch gezeigt, dass Zucker die gleiche Wirkung haben kann. Besonders problematisch sind Lebensmittel mit zugesetztem Zucker (beispielsweise synthetisch hergestelltem Haushaltszucker oder Maissirup). Auch Fruktose führt zu hohen Harnsäurespiegeln. Und denken Sie daran, dass in vielen Produkten, die man nicht mit Zucker in Verbindung bringen würde, Süßungsmittel versteckt sind. Beim Einkaufen einen Blick auf das Etikett zu werfen und es auf die enthaltenen Zuckerarten zu überprüfen, ist also ratsam. Wenn Sie mehr Vollwertkost und weniger stark verarbeitete Lebensmittel essen, nehmen Sie automatisch weniger Zucker zu sich.

Alkohol: Wenn man Alkohol trinkt, muss man öfter Wasser lassen. Alkohol hat eine dehydrierende Wirkung und erhöht den Harnsäurespiegel, weil Ihre Nieren dann damit beschäftigt sind, die Abbauprodukte des Alkohols aus dem Blut herauszufiltern, statt es von Harnsäure und anderen Abfallstoffen zu reinigen.

Achten Sie auf Ihren Insulinspiegel! Zu viel Insulin im Körper kann den Harnsäurespiegel erhöhen und zu einer Gewichtszunahme führen. Lassen Sie daher am besten beim nächsten Arztbesuch Ihren Insulinspiegel überprüfen, auch wenn Sie nicht an Diabetes leiden.

Wir wissen, wie schwierig es sein kann, eine Diät einzuhalten. Daher haben wir hier als Orientierungshilfe für Sie einen exemplarischen Diätplan ausgearbeitet.

HARNSÄUREFREUNDLICHER MENÜPLAN FÜR EINE WOCHE

Eine spezielle Ernährung für Betroffene von Gicht- oder Hyperurikämie kann Schmerzen und Schwellungen lindern und zukünftigen Anfällen vorbeugen. Hier ein Beispiel für einen einwöchigen Diätplan.

Hinweis für Allergiker: Bitte meiden Sie alle Lebensmittel, auf die Sie in der Vergangenheit möglicherweise allergisch reagiert haben. Wenn Sie nach dem Verzehr eines Lebensmittels ungewöhnliche Symptome verspüren, brechen Sie die Diät ab und fragen Sie Ihren Arzt oder Ernährungsberater um Rat.

MONTAG

Frühstück: Smoothie aus 80 g Heidelbeeren, 1 kleinen Handvoll Spinat, 60 g griechischem Joghurt und 250 ml fettarmer Milch

Mittagessen: Quinoa-Salat mit Eiern und kurz gebratenem frischem Gemüse

Abendessen: Vollkornnudeln mit Huhn, Spinat, Paprika und fettarmem Käse

DIENSTAG

Frühstück: Haferflocken mit Joghurt und 40 g Beeren (nach Wahl)

Mittagessen: Vollkornsandwich mit Eiern und grünem Salat

Abendessen: Gebackener Lachs mit Kräuterkruste mit Gurken und Kirschtomaten als Beilage

MITTWOCH

Frühstück: Müsli (am Vorabend 35 g Haferflocken, 60 g griechischen Joghurt, 80 ml fettarme Milch, 1 EL Chiasamen, 40 g verschiedene Beeren und ¼ TL Vanilleextrakt miteinander verrühren und über Nacht kalt stellen)

Mittagessen: Vollkorn-Wrap mit Kichererbsen, frischem Gemüse und Huhn

Abendessen: Huhn-Gemüse-Pfanne mit Naturreis

DONNERTAG

Frühstück: Chiasamen-Pudding aus 2 EL Chiasamen, 230 g griechischem Joghurt und ½ TL Vanilleextrakt mit klein geschnittenen Früchten Ihrer Wahl; über Nacht in einer Schüssel quellen lassen, bei warmen Temperaturen in den Kühlschrank stellen

Mittagessen: Lachs mit grünem Salat

Abendessen: Salat aus Quinoa, Blattspinat, Auberginen und Feta

FREITAG

Frühstück: French Toast mit Erdbeeren oder Blaubeeren

Mittagessen: Getoastetes Vollkornbrot mit gekochten Eiern, fettarmem Käse und grünem Salat

Abendessen: Pfannengericht mit gebratenem Tofu, Gemüse und/oder Huhn und Naturreis

SAMSTAG

Frühstück: Frittata mit Pilzen und Zucchini

Mittagessen: Tofupfanne mit Naturreis

Abendessen: Hähnchen-Burger mit frischem grünem Salat

SONNTAG

Frühstück: Omelett mit Blattspinat, Pilzen und/oder Tofu

Mittagessen: Vollkorntortilla mit Kichererbsen und frischem Gemüse

Abendessen: Rührei-Tacos (Vollkorn-Wrap mit Rührei, Blattspinat und Paprika)

Auch Erfrischungsgetränke erhöhen den Harnsäurespiegel

Menschen, die oft Erfrischungsgetränke konsumieren, haben ein besonders hohes Hyperurikämierisiko.[25] Berichten zufolge scheint der Konsum mit Zucker gesüßter Erfrischungsgetränke bei Männern das Gichtrisiko zu erhöhen.[26]

KAFFEE KANN EINER HYPERURIKÄMIE VORBEUGEN

Die meisten wissenschaftlichen Untersuchungen deuten darauf hin, dass Kaffee das Gichtrisiko senken kann. Kaffee enthält verschiedene gesundheitsfördernde Substanzen, beispielsweise Mineralstoffe, Polyphenole und Koffein. Man geht davon aus, dass dieses Getränk gleich über mehrere verschiedene Mechanismen den Harnsäurespiegel und das Gichtrisiko senkt: Erstens könnte es dafür sorgen, dass der Körper Harnsäure schneller ausscheidet. Außerdem vermutet man, dass Kaffee mit einem Enzym konkurriert, das Purine im Körper abbaut. Das kann dazu führen, dass Harnsäure langsamer gebildet wird.

Laut einer vor Kurzem durchgeführten wissenschaftlichen Untersuchung haben Menschen, die Kaffee trinken, oft niedrigere Harnsäurespiegel und leiden seltener an einer Hyperurikämie. In einer japanischen Studie stand Kaffeekonsum in einem umgekehrten Verhältnis zum Harnsäurespiegel: Die Studienteilnehmer, die am meisten Kaffee tranken (ungefähr fünf Tassen pro Tag), hatten die niedrigsten Harnsäurewerte. Obwohl in dieser Studie sowohl Kaffee als auch Tee untersucht wurde, schienen diese Ergebnisse nur für Kaffee zu gelten.[27]

Dies deutet darauf hin, dass bei der Senkung des Harnsäurespiegels nicht das Koffein, sondern andere Inhaltsstoffe des Kaffees eine Rolle spielen könnten.

WARUM GERADE KAFFEE?

Es gibt mehrere Gründe, warum Kaffee vor einer Anreicherung von Harnsäure im Körper schützen könnte. Um das zu verstehen, müssen wir uns zunächst vor Augen halten, wie bestimmte Medikamente gegen Gicht wirken. Es gibt zwei verschiedene Klassen von Gichtmedikamenten: Xanthinoxidase-Hemmer und Urikosurika.

Wie der Name schon sagt, hemmen Xanthinoxidase-Hemmer die Aktivität des Enzyms Xanthinoxidase, das dem Körper bei der Verstoffwechselung von Purinen hilft. Da Harnsäure durch den Abbau von Purinen entsteht, kann eine Hemmung dieses Enzyms dazu beitragen, den Harnsäurespiegel niedrig zu halten. Koffein gehört zu einer Gruppe von Substanzen namens Methylxanthine.[28] Daher könnte es mit der Xanthinoxidase konkurrieren und deren Wirkung hemmen.

Urikosurika unterstützen die Nieren bei der Ausscheidung von Harnsäure. Obwohl Koffein nicht unbedingt als Urikosurikum gilt, könnte es doch eine ähnliche Wirkung haben. Außerdem deuten wissenschaftliche Untersuchungen darauf hin, dass ein im Kaffee enthaltenes Polyphenol namens Chlorogensäure[29] die Insulinempfindlichkeit verbessern kann.

WELCHE ROLLE SPIELEN BEEREN IN EINEM GICHT-DIÄTPLAN?

Beeren sind von Natur aus arm an Purinen. Normalerweise handelt es sich dabei um saftige Früchte in leuchtenden Farben mit süß-säuerlichem Aroma. Die in Beeren enthaltene Ascorbinsäure kann durch Gicht verursachte Zellschäden reparieren. Außerdem haben alle Beeren einen hohen Gehalt an Flavonoiden, die starke entzündungshemmende und antioxidative Eigenschaften haben.

Das in Beeren enthaltene Vitamin C braucht der Körper für die Bildung von Kollagen, einem wichtigen Bestandteil des Bindegewebes, der dazu beitragen kann, nach einem Gichtanfall geschädigtes Gewebe zu reparieren. Außerdem zeigen wissenschaftliche Untersuchungen, dass Vitamin C den Harnsäurespiegel senkt und dadurch der Bildung von Uratkristallen vorbeugt.

Blaubeeren haben – wie alle Beeren – einen hohen Gehalt an Antioxidanzien, die Entzündungen im Körper entgegenwirken. Außerdem scheint der Verzehr von Blaubeeren geschlechtsabhängig die Serumharnsäurekonzentration und deren Auswirkungen auf Risikofaktoren für Herz-Kreislauf-Erkrankungen zu beeinflussen. 150 Gramm Blaubeeren haben etwa 70 Kalorien, enthalten kein Fett und decken ein Viertel Ihres Tagesbedarfs an Vitamin C.

Brombeeren dienten schon den alten Griechen als Naturheilmittel gegen Gicht und waren in der amerikanischen Volksmedizin bereits vor vielen Generationen als »Gichtbeeren« bekannt. Doch später entdeckte man, dass Kirschen in dieser Hinsicht wirksamer sind, weil sie ein Enzym enthalten, das zur Neutralisation von Harnsäure beitragen kann.

Warum es so wichtig ist, Beeren aus biologischem Anbau zu essen

Man weiß, dass Beeren große Mengen an Herbiziden und Pestiziden anreichern können. Vor allem, wenn Sie Gicht haben oder befürchten, sollten Sie daher nach Möglichkeit Beeren aus biologischem Anbau kaufen.
Um möglichst frische Früchte zu bekommen, halten Sie Ausschau nach regional angebauten Biobeeren oder einer Bio-Selbstpflücker-Gärtnerei in Ihrer Nähe. Reifes Obst enthält Polyphenole und andere gesunde Wirkstoffe, die die medikamentöse Behandlung Ihrer Gicht unterstützen.
Reife Beeren einzufrieren, ist eine einfache Methode, um sicherzustellen, dass Sie dieses »Wundermittel« jederzeit zur Hand haben, wenn Sie es brauchen.

Brombeeren haben sogar noch einen höheren Gehalt an Antioxidanzien als Kirschen. Und Antioxidanzien sind im Zusammenhang mit Gicht besonders wichtig, weil sie die freien Radikale neutralisieren, die das Gewebe (vor allem im großen Zeh) schädigen können. Außerdem enthalten Brombeeren weniger Zucker als viele andere Früchte, was sich positiv auf Ihren Blutzuckerspiegel auswirkt und einer zu starken Insulinausschüttung vorbeugt. Und nicht zuletzt haben Brombeeren – wie alle Beeren – eine basische Wirkung, wenn diese auch nicht so stark ist wie bei Zitrusfrüchten.

Erdbeeren haben ebenfalls einen hohen Gehalt an Antioxidanzien und Vitamin C (gut 90 Milligramm pro 150 Gramm), enthalten aber auch viel Magnesium. Dieser Mineralstoff kann dazu beitragen, Gichtsymptome wie beispielsweise Schmerzen und Schwellungen zu lindern. 150 Gramm Erdbeeren liefern Ihrem Körper gut 20 Milligramm Magnesium (das sind 7 Prozent der empfohlenen Tagesdosis).

Allerdings enthalten Erdbeeren auch Oxalat, das bei manchen Betroffenen eine Gicht verschlimmern kann. Laut Angaben von Forschern der Columbia University besteht ein spezifischer Zusammenhang zwischen Oxalat, Harnsäure und Nierensteinen. Menschen mit einer Vorgeschichte von Nierensteinen sollten also vor dem Verzehr von Erdbeeren einen Arzt um Rat fragen, da Oxalat nicht nur Gichtbeschwerden verschlimmern, sondern – was noch wichtiger ist – bei manchen Betroffenen das Risiko für die Bildung von Nierensteinen erhöhen kann.[30]

Bitte beachten Sie auch, dass Erdbeeren zu über 90 Prozent aus Wasser bestehen, und bei Gicht brauchen wir viel Wasser, um die Harnsäurekristalle aus unserem Körper herauszuschwemmen. In Deutschland isst jeder Einwohner im Durchschnitt gut dreieinhalb Kilo Erdbeeren pro Jahr und fast überall werden sie angebaut. Versuchen Sie sich also nach Möglichkeit regional angebaute Bio-Erdbeeren zu beschaffen.

Himbeeren können die Entzündung bei Gicht auf die gleiche Weise bekämpfen wie Aspirin oder Ibuprofen – nämlich indem sie die Signale der für Entzündungsreaktionen im Körper zuständigen Enzyme Cyclooxygenase 1 und 2 (kurz: COX-1 und COX-2) ausschalten. 150 Gramm Himbeeren haben nur etwa 50 Kalorien, sind cholesterinfrei und enthalten etwa 220 Milligramm Kalium – einen Mineralstoff, der bei Gicht sehr wichtig ist. Der Genuss von Tee aus roten Himbeeren oder den Blättern dieser Pflanze hilft Berichten mehrerer Patienten zufolge ebenfalls sehr gut gegen Gichtschmerzen.

NÄHRSTOFFE, DIE DEN HARNSÄURESPIEGEL SENKEN

Vitamin C hilft den Nieren dabei, Abfallstoffe (wie beispielsweise Harnsäure) auszuscheiden, es kann die Bildung roter Blutkörperchen ankurbeln und aufgrund seiner antioxidativen Eigenschaften außerdem das Nierensteinrisiko senken.

Die antioxidative Wirkung von Vitamin A ist wichtig für das Zellwachstum, das die Nieren dabei unterstützt, überschüssige Fette, Salze, Zucker und Harnsäure aus dem Blut herauszufiltern. Früchte mit hohem Vitamin-A-Gehalt können – ebenso wie Vitamin C – dazu beitragen, Gichtbeschwerden zu lindern und die Nierenfunktion zu verbessern.

Kalium ist ein Mineralstoff, der gleichzeitig auch als Elektrolyt fungiert. Bei Gicht geht ein Überschuss an Salz im Organismus mit einer vermehrten Harnsäurebildung einher. Salz erschwert es den Nieren außerdem, andere Abfallstoffe (wie beispielsweise Harnsäure) auszuscheiden. Daher versuchen die meisten von Gicht Betroffenen, ihren Salzkonsum auf ein Minimum zu beschränken.

Die Wichtigkeit von Kalium für die Aufrechterhaltung einer guten Nierenfunktion wird oft unterschätzt; dieser Mineralstoff spielt bei der Ausscheidung von überschüssigem Salz jedoch eine entscheidende Rolle.

Magnesium ist ein Mineralstoff, der für die verschiedensten in unserem Körper ablaufenden Prozesse benötigt wird. Erstens ist dieses Mineral für Gichtpatienten, die ihre Harnsäureproduktion reduzieren möchten, unverzichtbar. Zweitens macht es Giftstoffe besser löslich, sodass sie leichter über die Nieren aus dem Körper herausgefiltert und über die Blase ausgeschieden werden können. Und nicht zuletzt können magnesiumreiche Früchte die Nieren in ihrer Funktion unterstützen und Gichtbeschwerden lindern.

NOCH EIN PAAR DENKANSTÖSSE

Fast alle Früchte sind basenbildende Nahrungsmittel, auch wenn sie in rohem Zustand sauer schmecken. Das bedeutet, dass nach dem Verzehr und der Verstoffwechselung von Früchten alkalische Nebenprodukte entstehen, durch die der Urin weniger sauer wird. Dann können die Nieren mehr Harnsäure aus dem Blut herausfiltern und zur Ausscheidung an die Blase weiterleiten, da Harnsäure in alkalischem Urin besser löslich ist.

Die richtigen Früchte in Ihrer Ernährung können dazu beitragen, dass Ihre Nieren gut funktionieren und mehr Harnsäure ausschwemmen, was wiederum wichtig ist, um Ihre Gichtbeschwerden in Schach zu halten. Also bleiben Sie dran und probieren Sie weitere natürliche Behandlungsmethoden für Ihre Gicht aus, wenn Sie sich eine langfristige, dauerhafte Linderung der qualvollen Beschwerden wünschen!

Nachdem wir auf das Thema »harnsäurefreundliche Ernährung« eingegangen sind, wollen wir uns nun der nächsten großen Lebensstiländerung zuwenden, die den meisten Menschen äußerst schwerfällt: Abnehmen!

WIE WIRKT SICH EINE GEWICHTSABNAHME AUF DEN HARNSÄURESPIEGEL AUS?

Dass man durch Abnehmen seinen Serumharnsäurespiegel senken kann, steht so gut wie fest, denn in wissenschaftlichen Untersuchungen hat eine Gewichtsabnahme durch eine bariatrische Operation und Ernährungsumstellung bei Menschen mit erhöhtem Gichtrisiko oder zu hohen Harnsäurewerten positive Ergebnisse gebracht. Übergewicht (vor allem, wenn sich die überzähligen Pfunde im Bauchbereich angesammelt haben) geht oft mit erhöhten Harnsäurewerten einher, da zu viel Fett zu einer Insulinresistenz führt, sodass der Körper Harnsäure nicht mehr so gut ausscheiden kann.

Hier eine freudige Überraschung für alle Menschen, die dringend abnehmen wollen: Auch mehr Schlaf kann Ihnen bei einer Gewichtsreduktion helfen, ebenso wie regelmäßige körperliche Aktivität. Allerdings stellen sich viele Menschen die Frage, ob man bei Gicht überhaupt joggen oder Sport treiben sollte.

Hier noch einmal die Antwort: Während eines Gichtanfalls sollten Sie in Absprache mit Ihrem Arzt oder Physiotherapeuten verschiedene sportliche Aktivitäten zur Anregung von Herz und Kreislauf – beispielsweise Schwimmen oder Ergometertraining auf dem Heimfahrrad – in Ihr Trainingsprogramm aufnehmen. Diese beiden Sportarten eignen sich besonders gut bei Gicht, da sie die Gelenke der Füße, Knöchel und Knie nicht so stark belasten und man damit gleichzeitig sein Gewicht unter Kontrolle halten kann.

WARUM IST SPORT BEI GICHT SO WICHTIG?

Unbehandelt kann eine Gicht mit der Zeit unsere Gelenke zerstören. Daher ist es zwar wichtig, dass wir uns an die vom Arzt empfohlene medikamentöse Therapie halten, doch für die Gesunderhaltung unserer Gelenke bei Gicht spielt auch körperliche Aktivität eine wichtige Rolle, und zwar vor allem aus zwei Gründen:

- Normalgewicht beugt einer übermäßigen Belastung der Gelenke vor. Außerdem hat man festgestellt, dass eine gesunde Ernährung, die der Gewichtskontrolle dient – zum Beispiel die zur Senkung von Bluthochdruck entwickelte DASH-Diät *(Dietary Approaches to Stop Hypertension)* –, gleichzeitig auch zu einer Senkung des Harnsäurespiegels beiträgt. Allerdings sollten Sie darauf achten, nicht zu schnell abzunehmen, da sich der Körper und seine Prozesse zunächst an die Umstellung gewöhnen müssen und dieser plötzliche Gewichtsverlust den Harnsäurespiegel wiederum erhöhen kann.

- Durch Sport kann man die Gicht in Schranken halten, da körperliche Aktivität den Harnsäurespiegel senkt und auf diese Weise Gichtanfällen vorbeugt. Wissenschaftler haben festgestellt, dass Körperfett mehr Harnsäure enthält als Muskeln. Wenn wir also unseren Körperfettanteil reduzieren, sinkt dadurch gleichzeitig auch der Harnsäurespiegel. Die Förderung der Herz-Kreislauf-Gesundheit durch Bewegung ist für Menschen mit Gicht ebenfalls sehr wichtig, da sie ein höheres Risiko für Bluthochdruck und für die Entstehung einer koronaren Herzkrankheit haben.

5

Das Food-Festival

Warum sollte man jede Mahlzeit genau vorausplanen und auf kulinarische Genüsse verzichten, wenn das Essen doch so verlockend duftet? Zum Glück gibt es aber eine Möglichkeit, Ihre Einstellung zum Essen zu ändern. Wenn Sie ein Food-Festival zu veranstalten hätten, würden Sie das Menü dann vorher nicht auch genau planen? Stellen Sie sich das Diätprogramm, das Sie nun umsetzen sollen, als eine Art Food-Festival vor. Ja, Sie haben richtig gehört: Sie werden nun ein 28-tägiges Food-Festival veranstalten und jeden einzelnen Tag genießen. Und Sie können auch andere Menschen zu diesem Fest einladen!

Dieses Diätprogramm ist eine Kombination aus fruktosearmen Lebensmitteln mit Elementen aus der DASH-Diät[31] und einer purinarmen Ernährung. Die Abkürzung DASH steht für »Dietary Approaches to Stop Hypertension«. Dabei handelt es sich um ein gesundes Ernährungsprogramm, das zur Behandlung oder Vorbeugung von Bluthochdruck beitragen soll und Lebensmittel mit einem hohen Gehalt an Kalium, Kalzium und Magnesium enthält. Diese Nährstoffe tragen dazu bei, den Blutdruck unter Kontrolle zu halten. Lebensmittel, die viel Natrium, gesättigte Fette und zugesetzten Zucker enthalten, sind im Rahmen dieser Diät nur in Maßen erlaubt. Eine purinarme Diät besteht normalerweise hauptsächlich aus Obst, Gemüse und Vollkornprodukten. Der Verzehr von rotem Fleisch, Meeresfrüchten und Alkohol wird auf ein Minimum reduziert.

Welche Lebensmittel Sie meiden sollten und welche sich positiv auf Ihren Harnsäurespiegel auswirken, haben Sie weiter vorn bereits erfahren. Aber denken Sie daran, dass es nicht ausreicht, zu wissen, welche Lebensmittel für Betroffene »gut« oder »schlecht« sind! Sie müssen Ihren Lebensstil schon von Grund auf ändern und oft zieht das auch eine Änderung der Lebensweise Ihres Partners oder pflegenden Angehörigen, vielleicht sogar der ganzen Familie nach sich. Daher wollen wir nun versuchen, diese Umstellung so zu gestalten, dass sie Spaß macht!

VORBEREITUNG IST DAS A UND O

Um köstliche, gesunde, gichtfreundliche Mahlzeiten zuzubereiten, die Ihren Harnsäurespiegel senken, brauchen Sie zunächst einmal die richtigen Vorräte in Ihrer Küche oder Speisekammer. Unsere Definition von »Vorräte« lautet allerdings in diesem Fall ein bisschen anders: Das bedeutet nämlich nicht, dass Sie von allen Lebensmitteln große Mengen vorrätig haben müssen, sondern dass Sie sich mit den richtigen Lebensmitteln eindecken sollten. Denn zu Beginn einer Diät haben wir oft so großen Heißhunger auf unsere Lieblingsspeisen, dass wir unseren guten Vorsätzen sehr leicht untreu werden.

Also überlegen Sie sich, welche Lebensmittel für Sie (oder Ihren gichtkranken Angehörigen) am besten geeignet sind, und erstellen Sie eine Einkaufsliste, bevor Sie in den Supermarkt gehen. Bitte beachten Sie, dass Konserven oft einen besonders hohen Natriumgehalt haben. Das gilt vor allem für Suppen, Tomatenprodukte und Gemüse. Das Etikett mit den Nährwertangaben ist also Ihr bester Wegweiser, wenn es darum geht, die für Sie und Ihre Familie gesündesten Konservenmarken zu finden. Wählen Sie Lebensmittel, die weniger als 10 Prozent des Tagesbedarfs an Natrium enthalten. Durch Abspülen kann man bei manchen Produkten einen Teil des Natriums entfernen, aber kaufen Sie nach Möglichkeit trotzdem Lebensmittel ohne Salzzusatz oder mit wenig Natrium! Eine natriumarme Ernährung trägt dazu bei, den Blutdruck zu senken und die Nieren zu schützen, die bei Gicht mit der Ausscheidung der Harnsäure besonders viel Arbeit haben.

Die unten stehende Liste kann Ihnen beim Kauf von Lebensmittelvorräten als Orientierungshilfe dienen.

Konserven

- In Wasser eingelegte Artischockenherzen
- Bohnen (natriumarm) in der Dose
- Natriumarme Hühner- oder Gemüsebrühe (weniger als 140 mg Natrium pro 250 ml)
- Lachs (in der Plastikverpackung oder natriumarm in der Dose)
- Tomatenprodukte ohne Salzzusatz

Würzsoßen, Öl, Essig

- Scharfe Soßen, Chilisoße
- Senf: scharfer Senf, Dijonsenf oder Senfpulver
- Öl: Chiliöl, extra natives Olivenöl, Olivenöl light, Sesamöl
- Sojasoße (natriumarm)
- Sriracha
- Essig: Apfelessig, Balsamicoessig, Rotwein- oder Reisessig

Getränke

- Sauerkirschsaft
- Orangensaft
- Wasser: ohne Kohlensäure, Mineralwasser mit natürlichen Aromen

Getreideprodukte und Hülsenfrüchte

- Gerstengraupen
- Vollkornbrot und Vollkorn-Hamburgerbrötchen
- Vollkornsemmelbrösel
- Vollkornmehl
- Linsen (getrocknet)
- Haferflocken
- Vollkornnudeln
- Reis: Naturreis, Wildreis
- Tortillas: Mais, Vollkornweizen

Nüsse, Kerne und Trockenobst

- Trockenobst: Äpfel, Kirschen, Cranberrys, Rosinen
- Ungesalzene Nüsse: Walnüsse, Pinienkerne
- Nussbutter (ungesalzen, ohne Zusatzstoffe)
- Samen: Chia, Lein, Sesam

Gewürze und Süßungsmittel

- Ahornsirup, rein
- Cayennepfeffer
- Chilipulver
- Currypulver
- Dill
- Estragon
- Extrakte: Mandel, Vanille
- Honig
- Ingwer (frisch)
- Italienische Gewürzmischung
- Kakaopulver, ungesüßt
- Kapern
- Knoblauchpulver
- Koriander (Pulver)
- Korianderkraut (frisch)
- Kreuzkümmel (Pulver)
- Kurkuma (frisch oder gemahlen)
- Oregano
- Rosmarin
- Rote Paprikaflocken
- Salbei
- Salz (grobkörnig oder Meersalz)
- Salzfreie Gewürze und Gewürzmischungen
- Schwarzer Pfeffer
- Thymian
- Weinstein
- Zimtpulver
- Zucker: brauner Zucker oder Kristallzucker

TIPP Gehen Sie einmal in einen Asia-Shop, kaufen Sie dort ein paar dieser Gewürze frisch ein, mahlen und/oder trocknen Sie sie zu Hause und halten Sie sie auf Ihrer Küchentheke bereit!

Vorräte für den Kühlschrank

Fettarme Milchprodukte tragen zur Senkung des Harnsäurespiegels bei, daher sollten Sie stets eine Auswahl davon im Kühlschrank haben. Falls Sie auf Milchprodukte allergisch reagieren – kein Problem: Im Lebensmittelhandel gibt es auch verschiedene Milchersatzprodukte und pflanzliche Alternativen zu kaufen.

Eier, Milch- und Milchersatzprodukte

- Käse: Blauschimmelkäse, Feta, Emmentaler, Gouda, Mozzarella, Parmesan
- Eier
- Griechischer Joghurt (natur, fettarm)
- Milch (fettarm)
- Orangensaft
- Tofu (extra fest)

Obst und Gemüse

- Avocado
- Paprika
- Kirschen (je nach Saison)
- Grünes Gemüse: Pak Choi, Brokkoli, Grünkohl, Spinat, Mangold
- Zitrusfrüchte: Zitronen, Limetten, Orangen
- Knoblauch
- Zwiebeln: Schalotten, Frühlingszwiebeln
- Granatäpfel
- Süßkartoffeln

Rindfleisch, Schweinefleisch, Fisch, Geflügel

- Fettarmer Schinken (-speck)
- Fisch: Kabeljau, Flunder, Schellfisch, Heilbutt, Lachs (Wild- oder Zuchtlachs)
- Schweinefilet
- Geflügel: fettarme Teile wie Hähnchen- oder Putenbrust ohne Haut, Putenhackfleisch, Putenwurst
- Rotes Fleisch: magere Stücke wie Flanke, Filet oder Lende

Natürlich ist uns klar, dass Sie ein viel beschäftigter Mensch sind. Eine gut gefüllte Gefriertruhe als eiserne Reserve für die hektischen Tage, an denen Sie nicht in den Supermarkt gehen können, wird also sicherlich manchmal Ihre letzte Rettung sein!

Vielleicht fragen Sie sich jetzt, ob Tiefkühlobst und -gemüse genauso gesund ist wie frisches? O ja! Tiefkühlkost kann sogar einen noch höheren Nährwert haben als frisches Obst und Gemüse.

Frisch geerntetes Obst und Gemüse enthält viele Nährstoffe und sollte daher Ihre erste Wahl sein. Aber je länger das Obst und Gemüse unterwegs ist oder im Supermarktregal liegt, umso mehr wertvolle Inhaltsstoffe gehen verloren. Nach der Ernte werden Obst und Gemüse zunächst in einer Lagerhalle untergebracht, bevor sie in einen Lastwagen verfrachtet, an ein Lebensmittelgeschäft geliefert werden und schließlich in Ihrem Kühlschrank landen.

Im Gegensatz dazu wird für die kommerzielle Tiefkühlung bestimmtes Obst und Gemüse erst in voll ausgereiftem Zustand – auf dem Höhepunkt seines Nährwerts – geerntet. Wenn Sie also kein frisch gepflücktes Obst und Gemüse kaufen können, ist Tiefkühlkost die zweitbeste Lösung.

Lebensmittel, die sich gut zum Einfrieren eignen:

- Beeren und Steinfrüchte: Brombeeren, Blaubeeren, Erdbeeren, Kirschen
- Fisch: siehe Liste für die Vorratshaltung im Kühlschrank
- Joghurt (fettarm)
- Mageres rotes Fleisch: siehe Liste für die Vorratshaltung im Kühlschrank
- Vollkornpfannkuchen oder -waffeln

Doch bevor Sie nun Ihre Kochmütze aufsetzen und sich in Ihr Food-Festival stürzen, möchten wir Sie an ein paar wichtige Dinge erinnern, die Sie in Ihrer Küche benötigen.

KOCHUTENSILIEN

Machen Sie sich keine Gedanken über ausgefallene Küchengeräte! Die brauchen Sie für Ihr Food-Festival nicht. Eine kleine Grundausstattung reicht völlig aus. Manche Werkzeuge und Geräte beschleunigen den Zubereitungsprozess – und in unserem heutigen hektischen Leben gilt der Grundsatz: Je schneller das Essen fertig wird, umso besser. Oder etwa nicht?

Wir sind uns durchaus darüber im Klaren, dass zu kleine Arbeitsflächen, zu wenig Stauraum und die hohen Preise bestimmter Artikel Ihrem Optimismus einen Dämpfer aufsetzen können. Aber es ist völlig in Ordnung, sich beim Kochen auf die einfachsten Hilfsmittel zu beschränken.

Das Wichtigste

- Quadratische Backform (ungefähr 23 mal 23 Zentimeter)
- Beschichtete Pfanne (25 bis 30 Zentimeter Durchmesser)
- Zwölfer-Muffinform
- Backblech
- Mixer
- Reibe
- Töpfe (verschiedene Größen)
- Stieltopf
- Schongarer

Zum Abmessen

- Messbecher für Flüssigkeiten
- Trockenmessbecher
- Satz Messlöffel

Zum Vermischen und Schneiden

- Messer: Kochmesser, Schälmesser
- Silikonschaber
- Pfannenwender
- Rührschüsseln (klein, mittel und groß)
- Schneebesen
- Holzlöffel

Verschiedenes

- Einmachgläser (klein)
- Backpapier
- Auflaufförmchen
- Gemüseschäler
- Holzspieße
- Zestenreißer

Was Sie sonst noch gut gebrauchen können

- Apfelschäler und -ausstecher
- Zitruspresse
- Küchenmaschine
- Innen- oder Außengrill
- Grillpfanne für die Herdplatte

Bevor wir Ihnen Rezepte vorstellen, die sich für Menschen mit zu hohem Harnsäurespiegel eignen, möchten wir Sie darauf hinweisen, dass Sie dieses Food-Festival nicht allein, sondern zusammen mit Ihrer Familie und Ihren Freunden feiern sollten. Außerdem wollen wir Sie dazu ermutigen, diese Rezepte auch dann zu verwenden, wenn Sie ein Fest oder eine Party veranstalten. Ernähren Sie sich ruhig so wie der Rest Ihrer Familie – aber übertreiben Sie es nicht!

DER PUG-ERNÄHRUNGSPLAN

Sie brauchen einfach nur vernünftige Essensentscheidungen zu treffen. Halten Sie sich dabei an die PUG-Formel:

- **P**ortionsgrößen: Achten Sie auf die Mengen, die Sie essen.
- **U**nverarbeitet: Essen Sie weniger verarbeitete Lebensmittel oder Fast Food.
- **G**esund: Wählen Sie gesunde, gehaltvolle Lebensmittel.

In diesem Kapitel möchten wir Ihnen Rezepte liefern, die diesen drei Prinzipien entsprechen. Wir werden Ihr Food-Festival also anhand der PUG-Formel gestalten – egal ob Sie schon ein Profi in der Küche sind oder gerade erst kochen lernen. Außerdem erhalten Sie Tipps dazu, wie man Rezepte vereinfacht, verändert oder variiert, und wir liefern Ihnen auch ein paar ernährungswissenschaftliche Informationen zu den einzelnen Gerichten.

Eine leckere PUG-Mahlzeit muss nicht unbedingt eine große Belastung für Ihren Geldbeutel sein. Unsere einfachen Rezepte bestehen aus preiswerten Zutaten und lassen sich innerhalb von 30 Minuten zubereiten. Gönnen Sie sich ruhig Gerichte, die lecker schmecken und deren Zubereitung keine große Mühe bereitet. Sie haben es verdient!

Wir empfehlen Ihnen, aus den Rezepten in den Kategorien Frühstück, Mittag- und Abendessen in diesem Kapitel zunächst einmal einen vierwöchigen PUG-Ernährungsplan zu erstellen. Vergessen Sie nicht, auch für jeden Tag Snacks und Desserts in diesen Plan aufzunehmen! An Tagen, an denen die Versuchung nicht allzu groß ist, können Sie die Snacks und Desserts natürlich auch weglassen.

Hier eine Vorlage für einen einwöchigen Speiseplan:

	Frühstück	Mittag-essen	Abend-essen	Snack/ Dessert
Montag				
Dienstag				
Mittwoch				
Donnerstag				
Freitag				
Samstag				
Sonntag				

Jetzt kann es losgehen, Ihr Food-Festival!

WAS TUN BEI BESONDEREN ANLÄSSEN?

Uns ist klar, dass es in Ihrem Leben auch hin und wieder Anlässe geben wird, die eine besondere Versuchung für Sie darstellen. Vielleicht lehnen Sie sogar manchmal Einladungen zu Geburtstags- oder Jubiläumsfeiern und anderen Festlichkeiten ab – vor lauter Angst, sich dann womöglich nicht an Ihren PUG-Ernährungsplan halten zu können?

Aber natürlich sollen Sie kein Einsiedlerdasein führen. Ganz im Gegenteil: Wir würden uns freuen, wenn Sie den Geist dieses Food-Festivals auch in Ihr soziales Umfeld hineintragen! Denken Sie einfach an die Prinzipien, für die die Abkürzung »PUG« steht, dann wird es schon klappen:

- Achten Sie darauf, was Sie essen. Hören Sie auf Ihren Körper und entwickeln Sie ein Gespür dafür, wann Sie wirklich Hunger haben.
- Nehmen Sie vor dem festlichen Anlass eine kleine Mahlzeit oder einen Snack zu sich, um vor Ort keinen allzu großen Hunger mehr zu haben.
- Genießen Sie besondere Leckerbissen nur in kleinen Portionen und essen Sie langsam.
- Häufen Sie – den Prinzipien der DASH-Diät entsprechend – viel Gemüse auf Ihren Teller.
- Denken Sie daran, Ihrem Körper mit Mineralwasser (in das Sie an Vitamin C reichen Zitronen- oder Limettensaft hineinpressen können) genügend Flüssigkeit zuzuführen.

Und vor allem: Konzentrieren Sie sich bei der Party nicht in erster Linie auf das Essen, sondern darauf, nette Gespräche zu führen und Spaß zu haben!

WAS SIE BEIM ESSEN IM RESTAURANT BEACHTEN SOLLTEN

Es ist etwas Wunderbares, sich in einem gehobenen Restaurant von jemand anderem bekochen zu lassen, statt selbst in der Küche stehen zu müssen, nicht wahr? Doch wenn man auf eine bestimmte Ernährungsweise achten muss, ist es nicht immer ganz einfach, auf der Speisekarte das Richtige zu finden. Das soll Ihnen aber nicht die Freunde an Restaurantbesuchen nehmen – Sie sollten sich nur ein wenig vorbereiten.

Sie können sich die Speisekarte vorher im Internet anschauen und in aller Ruhe überlegen, welche Gerichte den PUG-Prinzipien entsprechen. Vor der Bestellung sollten Sie Ihrem Kellner Fragen zu den Zutaten der Gerichte auf der Speisekarte stellen. Kellner sind normalerweise gut genug geschult, um solche Anfragen beantworten und auch Sonderwünsche erfüllen zu können.

Wenn Ihr Restaurantbesuch relativ spät am Abend stattfindet, nehmen Sie vorher zu Hause einen Snack oder eine kleine Mahlzeit zu sich, damit Sie im Restaurant nicht allzu ausgehungert sind, denn das kann zu falschen, von Heißhunger diktierten Entscheidungen führen und Sie von Ihrem PUG-Ernährungsplan abbringen. Achten Sie auf Ihren Alkoholkonsum, und die Gerichte, die Sie auswählen, sollten auch nicht zu viel Natrium enthalten. Hören Sie auf Ihren Körper. Falls erforderlich, nehmen Sie nur eine kleinere, den PUG-Prinzipien entsprechende Portion des Gerichts zu sich und lassen Sie sich den Rest einpacken, um ihn für andere Familienmitglieder mit nach Hause nehmen zu können.

Wir wissen, dass die in Restaurants angebotenen Speisen sehr unterschiedlich sind und dass es nicht immer einfach ist, auf der Speisekarte etwas zu finden, was den PUG-Vorgaben entspricht. Hier ein paar Strategien, die Sie ausprobieren können, um Ihren PUG-Ernährungsprinzipien trotz dieser Schwierigkeiten nicht untreu zu werden.

ASIATISCHES ESSEN

Verzichten Sie auf: gebratene Speisen oder Spareribs, Frühlingsrollen, Peking-Dumplings, Dim-Sum, Potsticker, Soja- und Teriyakisoße

Zum PUG-Ernährungsplan passende Gerichte:

- gedünstete Gerichte, Gemüse, Tofu
- Reis (am besten Naturreis), Nudeln, Salat-Wraps

- Bitten Sie darum, Ihr Essen ohne Soja- oder Fischsoße oder Glutamat zuzubereiten, da diese Würzmittel viel Natrium enthalten.

ITALIENISCHES ESSEN

Verzichten Sie auf: Alfredo-, Bolognese- oder Carbonara-Soße, Brot mit Knoblauchbutter und cremige Salatdressings. Essen Sie Muschelgerichte nur in kleinen Portionen und geriebenen Käse nur in Maßen.

Zum PUG-Ernährungsplan passende Gerichte:

- Nudeln (zum Beispiel Spaghetti, Fettuccine, Penne, Tortellini, Ravioli)
- Grissini, Brot mit extra nativem Olivenöl
- Weinsoßen (zum Beispiel Marsala)
- gemischter Salat mit Öl-und-Essig- oder Vinaigrette-Dressing

MEXIKANISCHES ESSEN

Verzichten Sie auf: Sauerrahm, gebratene Speisen oder Beilagen, grüne Chilisoße (wenn sie Sahne enthält) und gebratene Tacos. Essen Sie rotes Fleisch höchstens in 180-Gramm-Portionen (zum Beispiel Enchiladas mit Rinderhackfleisch) und halten Sie sich auch beim Käse zurück.

Zum PUG-Ernährungsplan passende Gerichte:

- Gerichte mit gebackenem, gebratenem, gegrilltem oder gedünstetem Hähnchenfleisch (oder Fischgerichte)
- Reis ohne Würzsoße (am besten Naturreis), weiche Tacos, Burritos, Fajitas
- Salsa (ohne Sahne), Avocado, Guacamole

GRILLRESTAURANTS

Verzichten Sie auf: Barbecuesoße, Steaksoße, Meerrettich, Wurst, Hotdogs, Maisbrot, Glutamat oder Teriyakisoße. Essen Sie rotes Fleisch (gegrillt) und Meeresfrüchte (Shrimps, Hummer) höchstens in 180-Gramm-Portionen. Pulled Meat (mit der Gabel zerzupftes Schweine-, Rind- oder Hühnerfleisch) enthält viel Natrium, daher sollten Sie sich Ihre Portion mit jemand anderem teilen.

Zum PUG-Ernährungsplan passende Gerichte:

- gegrilltes Hähnchen oder gegrillter Fisch, Maisbrot, gegrilltes Gemüse
- Marinaden mit Wein, Zitronensaft, Öl, Essig, Knoblauch, Honig, Kräutern und Gewürzen

BÜFETTS

Grundlegend sind Büfetts optimal, wenn Sie einen Ernährungsplan verfolgen, da Sie sich hier die angebotenen Speisen passend zusammenstellen können, sodass Ihr Gericht zu Ihren Kriterien passt.

Verzichten Sie auf:

- rotes Fleisch und Meeresfrüchte (Shrimps, Hummer, Sardinen) oder essen Sie höchstens eine 180-Gramm-Portion davon
- Suppen (enthalten viel Natrium), Oliven, Essiggurken oder anderes in Essig eingelegtes Gemüse, Speckwürfel, Salznüsse, Croutons, Olivensalat, Makkaronisalat, Relishes
- Gemüse oder andere Speisen mit Sahne- oder Käsesoßen (überbacken, gratiniert)
- cremige Salatdressings oder Sauerrahm
- gebratene Speisen
- mariniertes Fleisch

Zum PUG-Ernährungsplan passende Gerichte:

- gegrillter oder kurz angebratener Fisch (oder Huhn)
- gebratenes, gedünstetes oder gegrilltes Gemüse
- Salat, Krautsalat, Hüttenkäse, Öl-und-Essig- oder Vinaigrette-Dressing

DESSERT

Verzichten Sie auf: Pasteten, Milchschokolade, Kokosnuss, Käsekuchen, Pudding, Eiscreme

Zum PUG-Ernährungsplan passende Gerichte:

- alle frischen Früchte oder ungesüßtes Obst aus der Dose, Wackelpudding, fettarmer gefrorener Joghurt oder Eiscreme light, Pudding aus fettarmer Milch, Vollkornkekse mit Honig, Obstaufläufe oder Crumbles, dunkle Schokolade

Hinweis: Diese Strategien können Ihnen auch in Ihrem wohlverdienten Urlaub eine große Hilfe sein. Der Urlaub sollte Sie nämlich nicht in eine Gesundheitskrise stürzen, sondern Ihnen nur angenehme Erinnerungen bescheren. Also denken Sie bei der Auswahl Ihrer Mahlzeiten an die PUG-Vorgaben und konzentrieren Sie sich lieber auf die schöne Landschaft, statt immer nur ans Essen zu denken.

Im nächsten Kapitel möchten wir Ihnen helfen, den PUG-Plan so abzuwandeln, dass er zu Ihren individuellen Bedürfnissen und Vorlieben passt. Die Rezepte sind in Kategorien unterteilt, um Ihnen die Auswahl zu erleichtern.

Frühstück

Wie Sie wissen, ist das Frühstück die erste Mahlzeit des Tages und wird normalerweise morgens eingenommen. Damit wird das Fasten der vorausgegangenen Nacht gebrochen. Aufgrund dieses »Fastenbrechens« (das sich im englischen Wort für diese Mahlzeit – »breakfast« – widerspiegelt) ist das Frühstück eine sehr wichtige Mahlzeit: Sie füllt Ihren Glukosespeicher auf, damit Sie wach und voller Energie in den Tag starten können, und liefert Ihnen gleichzeitig wichtige Nährstoffe.

Viele wissenschaftliche Untersuchungen beweisen, dass Frühstücken gesund ist. Kurzfristig gibt Ihnen das Frühstück einen Energieschub und verbessert Ihr Konzentrationsvermögen, langfristig kann es zu einem besseren Gewichtsmanagement beitragen und das Risiko für Typ-2-Diabetes und Herz-Kreislauf-Erkrankungen senken.

Viele Menschen lassen das Frühstück aus verschiedenen Gründen weg – zum Beispiel weil sie es eilig haben oder zu faul sind, um sich morgens eine Mahlzeit zuzubereiten. Aber es gibt viele Möglichkeiten, ohne großen Aufwand ein üppiges Frühstück in Ihren Tag einzubauen und sogar noch Spaß daran zu haben.

WARUM WIR DAS FRÜHSTÜCK FÜR SO WICHTIG HALTEN

Wenn Sie morgens aufwachen, haben Sie vielleicht bis zu zehn Stunden lang nichts gegessen. Das Frühstück füllt Ihre Energie- und Nährstoffspeicher wieder auf. Um diese Tageszeit hat Ihr Körper ganz bestimmte Bedürfnisse, zum Beispiel braucht er jetzt dringend Energie. Die Energiequelle Ihres Körpers ist Glukose. Dieser Zucker wird aus den Kohlenhydraten, die Sie zu sich nehmen, gewonnen, aufgespalten und resorbiert. Der Körper speichert den größten Teil seiner Energie in Form von Fett. Ein Teil der Glukose wird jedoch als Glykogen gespeichert, und zwar hauptsächlich in der Leber (kleinere Glykogenspeicher befinden sich außerdem in den Muskeln). In den Pausen zwischen den Mahlzeiten baut die Leber Glykogen ab und gibt es als Glukose ans Blut ab, um Ihren Blutzuckerspiegel stabil zu halten. Das ist vor allem für Ihr Gehirn wichtig, das fast ausschließlich auf Glukose zur Energiegewinnung angewiesen ist. Wenn Sie frühstücken, steigt Ihr Energieniveau und Ihr Glykogenspeicher wird wieder aufgefüllt, um Ihren Stoffwechsel für den bevorstehenden Tag in Gang zu halten.

Auf den ersten Blick scheint der Verzicht aufs Frühstück eine ausgezeichnete Möglichkeit zu sein, seine Gesamtkalorienaufnahme zu verringern. Doch wer frühstückt, nimmt mehr Energie auf und ist daher morgens normalerweise auch körperlich aktiver als jemand, der seine erste Mahlzeit erst später am Tag einnimmt. Denn mit der Energiezufuhr werden verschiedene körperliche Prozesse wie der Stoffwechsel in Gang gebracht und somit die Zellen mit Nährstoffen versorgt.

Mit dem Frühstück kann Ihr Körper wichtige Vitamine, Mineral- und Nährstoffe aufnehmen. Die Lebensmittel, die wir zum Frühstück essen, enthalten normalerweise viel Folsäure, Kalzium, Eisen, B-Vitamine und Ballaststoffe. Menschen, die frühstücken, nehmen also mit höherer Wahrscheinlichkeit die empfohlene Tagesdosis an Vitaminen und Mineralstoffen zu sich.

Und wer regelmäßig frühstückt, leidet auch seltener an Übergewicht oder Adipositas. Man geht davon aus, dass das Frühstück bei der Gewichtskontrolle helfen kann, denn:

- Es beugt starken Blutzuckerschwankungen vor.
- Es macht Sie satt, sodass Sie nicht so leicht in Versuchung geraten, blindlings nach allem Essbaren zu greifen, was gerade in der Nähe ist (zum Beispiel stark fetthaltigen Kalorienbomben mit Zucker- oder Salzzusatz), wenn der Hunger Sie dann später doch überkommt.
- Es wirkt sich positiv auf die Gehirnleistung aus.

Wenn Sie nicht gefrühstückt haben, fühlen Sie sich vielleicht ein bisschen träge und lethargisch und können sich nicht so gut konzentrieren. Außerdem sind Sie dann bei Ihrer nächsten Mahlzeit oft schon so ausgehungert, dass Sie gar nicht mehr daran denken, sich dabei an die PUG-Prinzipien zu halten. Menschen, die regelmäßig frühstücken, ernähren sich normalerweise gesünder, haben bessere Essgewohnheiten und bekommen tagsüber seltener Hunger auf Snacks als Menschen, die aufs Frühstück verzichten.

Wer das Frühstück weglässt, greift vormittags oder nachmittags eher zu einem Snack. Das kann zum Problem werden, wenn diese Snacks wenig Ballaststoffe, Vitamine und Mineralstoffe, aber viel Fett und Salz enthalten, also nicht den PUG-Essensvorgaben entsprechen. Ohne die zusätzliche Energie, die das Frühstück ihnen liefert, fühlen sich manche Menschen schlapp und lethargisch und greifen daher zu kalorienreichen Lebensmitteln und Getränken, um den Tag zu überstehen.

Hier ein paar häufige Gründe, warum Menschen aufs Frühstück verzichten:

- Sie haben nicht genügend Zeit oder möchten morgens lieber noch ein bisschen länger im Bett bleiben.
- Sie wollen abnehmen.
- Sie sind morgens zu müde, um sich ein Frühstück zuzubereiten.
- Sie finden die immer gleichen Frühstücksgerichte langweilig.
- Sie haben morgens keinen Hunger.
- Sie haben keine geeigneten Lebensmittel für das Frühstück im Haus.
- Sie möchten kein Geld für Frühstückslebensmittel ausgeben.

Es ist zwar nicht empfehlenswert, aufs Frühstück zu verzichten, doch bei einer gesunden Ernährung geht es nicht nur um die Anzahl Ihrer täglichen Mahlzeiten. Wenn Sie nicht frühstücken möchten, sollten Sie also versuchen, Ihrem Körper die Nährstoffe, die Ihnen durch den Verzicht aufs Frühstück entgangen sind, beim Mittag- und Abendessen zuzuführen.

IDEEN FÜR EIN GESUNDES FRÜHSTÜCK

Untersuchungen zufolge frühstücken auch Schulkinder eher, wenn zu Hause entsprechende Lebensmittel vorrätig sind, aus denen man leicht ein Frühstück zubereiten kann. Hier ein paar Vorschläge für ein schnelles Frühstück:

- Porridge (Haferflockenbrei); kaufen Sie naturbelassene Haferflocken und fügen Sie dann Obst hinzu, da aromatisierte Haferflocken oft viel Zucker enthalten.
- Vollkorngetreideprodukte (zum Beispiel ungeröstete Müslimischungen, Frühstücksflocken aus Weizenkleie oder Vollkornkekse) mit Milch, Naturjoghurt und frischem Obst
- frisches Obst und rohe Nüsse
- Vollkorntoast, Sauerteigtoast oder englische Muffins mit gebackenen Bohnen, pochierten oder gekochten Eiern, Tomaten, Pilzen, Spinat, Lachs, Käse, Avocado oder ein paar Teelöffeln eines Aufstrichs, beispielsweise Hummus oder 100-prozentige Nusspasten (wie Erdnuss- oder Mandelbutter)
- Smoothies aus frischem Obst oder Gemüse, Naturjoghurt und Milch
- Naturjoghurt mit etwas frischem Obst, um dem Frühstück ein süßes Aroma zu verleihen, und ein paar rohen Nüssen, um es schön knusprig zu machen

Sie sehen: Auch wenn man es noch so eilig hat, bleibt immer genügend Zeit für ein Frühstück!

Viele Menschen müssen morgens zeitig aufstehen, haben einen langen Weg zur Arbeit – und vor der Fahrt ins Büro gibt es bei ihnen zu

Hause oft noch eine Menge zu erledigen. Daher finden sie oft keine Zeit, sich zum Frühstück hinzusetzen, bevor sie in den Tag starten. Egal aus welchem Grund Sie morgens wenig Zeit haben – es gibt trotzdem Möglichkeiten, ein PUG-Frühstück einzuplanen. Hier ein paar Ideen, damit morgens bei Ihnen alles ein bisschen schneller geht:

- Bereiten Sie schon am Vorabend alles für den nächsten Tag vor, damit Sie morgens mehr Zeit zum Frühstücken haben.
- Bereiten Sie sich schon am Vorabend oder Wochenende ein schnelles, gesundes Frühstück (zum Beispiel Zucchinibrot oder gesunde Muffins) zu oder weichen Sie Haferflocken über Nacht in Milch ein, stellen Sie sie in den Kühlschrank und geben Sie am nächsten Morgen Obst und/oder Nüsse hinein. Dank dieser Vorbereitungsarbeit können Sie Ihr Frühstück entweder zu Hause, auf dem Weg zur Arbeit oder am Arbeitsplatz zu sich nehmen.
- Falls Ihr Arbeitgeber es erlaubt, können Sie auch ein paar Lebensmittel an Ihrem Arbeitsplatz aufbewahren und sich daraus nach Ihrer Ankunft ein schnelles Frühstück zubereiten.
- Gewöhnen Sie sich an, Ihren Wecker 10 bis 15 Minuten früher zu stellen als bisher, damit Sie genügend Zeit haben, zu Hause zu frühstücken.
- Verzichten Sie auf zeitraubende morgendliche Gewohnheiten (zum Beispiel das Abrufen von E-Mails oder das Scrollen in sozialen Medien) und nutzen Sie diese Zeit stattdessen für das Frühstück.

Falls es Ihnen trotzdem immer noch schwerfällt, morgens etwas zu essen, haben wir ein paar Vorschläge für Sie:

- Nehmen Sie abends kleinere Portionen zu sich.
- Suchen Sie nach neuen Rezepten und Zutaten, um das Frühstück abwechslungsreicher zu gestalten. Dann werden Sie auch mehr Appetit darauf haben.

- Erstellen Sie einen PUG-Frühstücksplan, damit Sie sich immer schon im Voraus auf Ihr Frühstück am nächsten Tag freuen können.

Oft ist es gar nicht so einfach, seine Mahlzeiten vorauszuplanen – erst recht nicht, wenn man darauf achten muss, bestimmte Lebensmittel zu meiden. Das verstehen wir sehr gut, daher haben wir versucht, es Ihnen so einfach wie möglich zu machen. In diesem Abschnitt des Buches finden Sie Rezepte, die es Ihnen erleichtern, auf die bei Ihrer Ernährung notwendigen Besonderheiten zu achten. Mit der Zeit werden Sie sich an die Planung Ihrer Mahlzeiten gewöhnen und diesen Leitfaden dann vielleicht gar nicht mehr benötigen. Viel Spaß beim Kochen!

KIRSCHEN- ODER BEEREN-SMOOTHIE

Unter der Woche eignet sich ein Smoothie sehr gut als schnelles, einfaches Frühstück: Einfach die Zutaten in einen Mixer geben, einschalten – und schon ist er fertig. Dieser Smoothie enthält (wahlweise) Kurkuma, ein entzündungshemmendes Gewürz. Reste können Sie im Kühlschrank ungefähr drei Tage lang aufbewahren. Einfach vor dem Servieren erneut in den Mixer geben.

Portionen: 2 | Zubereitungszeit: 5 Minuten

- ½ l fettarme Milch oder Pflanzenmilch
- 220 g entsteinte Tiefkühlkirschen oder -beeren
- 120 g zerstoßenes Eis
- 1 EL Chiasamen
- ½ TL geschälter, geriebener frischer Ingwer (oder Kurkuma)

1. Milch, Kirschen oder Beeren, Chiasamen, Ingwer oder Kurkuma zusammen mit dem Eis im Mixer zu einer glatten Mischung verarbeiten.
2. Diesen Smoothie können Sie von Tag zu Tag variieren, indem Sie statt der Kirschen verschiedene Beeren oder anderes weiches Obst (beispielsweise Pfirsiche) verwenden.

TIPP Wenn Sie es gern süß mögen, können Sie einen Esslöffel Honig in Ihren Smoothie geben.

CHIASAMEN-PUDDING

Sie können die Chiasamen schon am Vorabend vorbereiten.

Portionen: 2
Zubereitungszeit: 15 Minuten (plus eine Nacht zum Quellen)

- 250 g fettarmer Naturjoghurt
- 180 ml Wasser
- 2 EL Nüsse Ihrer Wahl
- 2 EL Chiasamen
- 1 EL Sonnenblumenkerne
- 2 bis 3 getrocknete Feigen, gehackt
- frisches oder Trockenobst

1. Die Chiasamen in einer Schüssel mit dem Wasser einweichen und 15 Minuten quellen lassen, wobei sie eine geleeartige Konsistenz annehmen. Dann stellen Sie die Schüssel über Nacht in den Kühlschrank.
2. Am nächsten Morgen geben Sie frische oder getrocknete Früchte, Nüsse, gehackte Feigen und Sonnenblumenkerne zu den Chiasamen in die Schüssel und verrühren alles mit einem Löffel.
3. Fügen Sie den fettarmen Joghurt hinzu und verteilen Sie den Pudding auf zwei Schüsseln.

JOGHURT MIT HONIG, ORANGE UND GRANATAPFELKERNEN

Die Granatapfelkerne für diesen Joghurt können Sie kaufen. Oder wenn Sie einen ganzen Granatapfel haben, halbieren Sie ihn und klopfen leicht auf die Schale, damit die Kerne herausfallen. Das können Sie bereits am Vorabend oder am Wochenende tun, damit morgens alles möglichst schnell geht.

Portionen: 2 | Zubereitungszeit: 15 Minuten

- 250 g fettarmer griechischer Naturjoghurt
- 60 g Granatapfelkerne
- Schale von ½ Orange
- Saft von ½ Orange
- 1 EL Honig
- ½ TL geriebener frischer Ingwer (oder Kurkuma)

Joghurt, Orangenschale und -saft, Honig und Ingwer in einer Schüssel miteinander verrühren, mit den Granatapfelkernen bestreuen und servieren.

TIPP Wenn Sie allergisch gegen Orangen sind, können Sie Orangensaft und -schale durch andere zerkleinerte weiche Früchte ersetzen. Auch Ananas passt gut zu diesem Rezept.

WÜRZIGES PORRIDGE MIT ÄPFELN UND WALNÜSSEN

Dieses Frühstück eignet sich gut zum Mitnehmen und kann gekühlt serviert werden. Verwenden Sie dafür keine Instant-Haferflocken, weil das Müsli sonst zu breiig wird. Statt Zimt können Sie auch Kürbiskuchengewürz, Ingwer oder Muskat verwenden, um Ihrem Frühstück immer wieder ein etwas anderes Aroma zu verleihen.

Portionen: 1
Zubereitungszeit: 5 Minuten (plus eine Nacht zum Einweichen)

- 125 ml fettarme Milch oder ungesüßte Pflanzenmilch
- 70 g fettarmer griechischer Naturjoghurt
- 50 g Haferflocken
- 40 g frische oder getrocknete Äpfel oder andere Trockenfrüchte (zum Beispiel Aprikosen)
- 2 EL gehackte Walnüsse
- 2 EL Chiasamen
- 1 EL Honig
- ½ TL Zimtpulver

1. Milch, Joghurt, Haferflocken, Trockenobst, Walnüsse, Chiasamen und Zimt miteinander vermischen. Falls Sie kein Trockenobst, sondern frische Früchte verwenden, fügen Sie diese erst am nächsten Morgen hinzu. Verrühren Sie die Zutaten in einem Einmachglas oder einem anderen Gefäß, das sich leicht transportieren lässt, gründlich miteinander. Dann verschließen Sie das Gefäß und stellen es über Nacht in den Kühlschrank.
2. Am nächsten Morgen rühren Sie alles gut um und geben bei Bedarf noch etwas Kuh- oder Pflanzenmilch dazu, bis es die gewünschte Konsistenz hat. Wenn Sie kein kaltes Müsli mögen, können Sie den Brei in der Mikrowelle oder auf dem Herd erwärmen. Beträufeln Sie es mit dem Honig und nehmen Sie es mit.

TIPP Als Variante können Sie das Müsli mit Nussbutter garnieren oder vor dem Verzehr etwas Kürbispüree unterrühren.

MÜSLI MIT HAFERFLOCKEN UND TROCKENOBST

Dieses Gericht muss lange kochen, daher empfehlen wir Ihnen, das schon am Wochenende zu erledigen. Im Kühlschrank hält es sich fünf Tage lang.

Portionen: 6 | Zubereitungszeit: 5 Minuten
Kochzeit: 6 Stunden

- 90 g Haferflocken
- 1 l Wasser
- 125 ml frisch gepresster Orangensaft (oder mehr Wasser)
- Schale von ½ Orange
- 30 g Chiasamen
- 200 g ungesüßte Trockenfrüchte (zum Beispiel Äpfel, Cranberrys, Rosinen)
- 80 g Honig
- 1 TL geschälter, geriebener frischer Ingwer (oder Kurkuma)
- 1 TL Zimtpulver
- 30 g gehackte Pekan- oder Walnüsse

1. Haferflocken, Wasser, Orangensaft und -schale, Chiasamen, Trockenobst, Honig, Ingwer und Zimt unter Rühren bei schwacher Hitze erwärmen.
2. Den Topf abdecken und das Müsli 6 bis 8 Stunden lang kochen lassen, wobei es eine dickflüssigere Konsistenz annimmt.
3. Vor dem Servieren die Nüsse unterrühren.

TIPP Ersetzen Sie die im Rezept genannten Früchte durch anderes Obst Ihrer Wahl.

PAPRIKAOMELETT

Omelettrezepte lassen sich leicht Ihren persönlichen Vorlieben entsprechend abwandeln. Wenn Sie Paprika verwenden, gibt Ihnen dieses Frühstück einen kräftigen Vitamin-C-Schub. Reste können Sie bis zu fünf Tage im Kühlschrank aufbewahren und dann in der Mikrowelle ungefähr eine Minute lang auf höchster Stufe aufwärmen.

Portionen: 2 | Zubereitungszeit: 10 Minuten | Garzeit: 15 Minuten

- 30 g geriebener Gouda oder Emmentaler
- 1 EL extra natives Olivenöl
- 1 rote Paprika, entkernt und in Scheiben geschnitten
- 1 Knoblauchzehe, fein gehackt
- 2 große Eier
- 4 große Eiklar
- ¼ TL frisch gemahlener schwarzer Pfeffer
- ¼ TL Meersalz

1. Eine beschichtete Pfanne mit dem Olivenöl einpinseln und auf mittlerer Stufe erhitzen, bis das Öl heiß ist. Dann die rote Paprika hinzufügen und unter gelegentlichem Rühren ungefähr 5 Minuten lang andünsten, bis sie weich und leicht gebräunt ist.
2. Den Knoblauch dazugeben und ein paar Sekunden lang unter Rühren mitdünsten. Legen Sie die Paprikastreifen und den Knoblauch in einer dünnen Schicht auf dem Boden der Pfanne aus und schalten Sie die Temperatur auf niedrige Stufe herunter.
3. Eier und Eiklar mit Pfeffer und Salz in einer Schüssel verquirlen, die Mischung über die Schicht aus Paprika und Knoblauch gießen und stocken lassen. Nicht umrühren. Decken Sie die Pfanne für ein paar Sekunden ab. Wenn die Eimasse gar ist, sollte sie nicht mehr an der Pfanne haften.
4. Lösen Sie das Omelett mit einem Pfannenwender von den Rändern der Pfanne ab und kippen Sie die Pfanne seitwärts, damit etwaige noch flüssige, ungegarte Eimasse nach unten fließen kann.

5. Garen Sie das Omelett noch 1 bis 2 Minuten lang, bis es fest ist, und streuen Sie dann den Käse darüber. Schalten Sie die Herdplatte aus.
6. Das Omelett mit einem Pfannenwender zusammenklappen und zugedeckt stehen lassen, bis der Käse geschmolzen ist (ungefähr 1 Minute).

TIPP Vor dem Servieren mit schwarzem Pfeffer oder Oregano würzen. Wenn Sie das Omelett im Kühlschrank aufbewahren möchten, stellen Sie es zum Abkühlen beiseite und geben Sie es dann in einen luftdichten Behälter.

RÜHREI MIT LACHS UND GRÜNKOHL

Dank seines hohen Gehalts an Omega-3-Fettsäuren besitzt Lachs eine starke entzündungshemmende Wirkung.

Portionen: 4 | Zubereitungszeit: 10 Minuten | Garzeit: 15 Minuten

- 1 EL extra natives Olivenöl
- 1 Schalotte, fein gehackt
- 300 g Grünkohl, entstielt und gehackt
- 150 g Wildlachs
- 2 große Eier
- 6 große Eiklar
- ¼ TL frisch gemahlener schwarzer Pfeffer
- 1 TL getrockneter Dill

1. Das Olivenöl in einer großen Pfanne auf mittlerer bis hoher Stufe erhitzen, bis es schimmert.
2. Die Schalotte und den Grünkohl dazugeben und unter gelegentlichem Rühren andünsten, bis das Gemüse weich ist. Die Schalotte sollte nach ein paar Minuten leicht glasig sein.
3. Den Lachs hinzufügen und das Ganze unter Rühren noch 1 Minute lang weiterdünsten, dann die Hitze auf mittlere Stufe zurückschalten.

4. Eier, Eiklar, Pfeffer und Dill in einer Schüssel miteinander verquirlen und die Eimasse zu dem Lachs und dem Gemüse geben. Unter gelegentlichem Rühren ungefähr 4 Minuten stocken lassen.

TIPP Sie können dieses Rührei mit allen Zutaten anreichern, die Sie mögen. Knoblauch, Zwiebeln, Pilze – lassen Sie Ihrer Fantasie freien Lauf, aber bleiben Sie dabei im Rahmen Ihrer PUG-Vorgaben. Den Lachs können Sie durch jedes beliebige natrium- und fettarme Fleisch (beispielsweise Putenwurst) ersetzen. Anstelle des Grünkohls können Sie anderes Gemüse (zum Beispiel Spargel, Spinat oder gehackte Paprika) verwenden.

ANANAS-GRAPEFRUIT-SMOOTHIE

Portionen: 1 | Zubereitungszeit: 15 Minuten

- 1 Banane
- 150 ml Wasser
- 30 g Korianderkraut
- ½ Salatgurke
- 150 g gewürfelte Ananas
- ½ Grapefruit
- 2 EL Chiasamen

1. Alle Zutaten im Mixer zu einer glatten Mischung verarbeiten.
2. In ein Glas gießen und servieren.

TIPP Wenn Sie Cholchicine einnehmen, sollten Sie mit dem Verzehr von Grapefruit zurückhaltend sein. Bitte fragen Sie im Zweifel Ihren Arzt.

ANANAS-KAROTTEN-SMOOTHIE

Portionen: 1 | Zubereitungszeit: 15 Minuten

- 1 Orange
- 300 g Ananas, gehackt
- 2 Karotten, in 2,5-cm-Stücke geschnitten
- 2 EL Chiasamen
- 250 ml Wasser
- 60 g Blattspinat
- ½ TL geriebener Ingwer

1. Alle Zutaten so lange im Mixer verarbeiten, bis sie sich völlig verflüssigt haben.
2. In ein Glas gießen und servieren.

Mittag- und Abendessen

Für das Mittagessen können Sie einen Salat, ein Sandwich oder eine Suppe nach PUG-Vorgaben zubereiten. Die Suppe können Sie einfrieren und mit zur Arbeit nehmen, oder Sie nehmen einen Salat, der sich relativ einfach zubereiten lässt, mit an Ihren Arbeitsplatz. In diesem Kapitel finden Sie Rezepte für gesunde, sättigende Hauptmahlzeiten.

TOSKANISCHE SUPPE MIT BOHNEN, GRÜNKOHL UND PUTENWURST

Eine Suppe, die garantiert Ihrer ganzen Familie schmecken wird!

Portionen: 4 | Zubereitungszeit: 10 Minuten | Garzeit: 25 Minuten

- 1 EL extra natives Olivenöl
- 240 g italienische Putenwurst, geschnitten
- 1 mittelgroße Zwiebel, gehackt
- 1 rote Paprika, entkernt und gehackt
- 60 g Grünkohl, entstielt und gehackt
- 1 Dose (475 g) natriumarme weiße Bohnen, abgetropft und abgespült
- 1 Dose (420 g) gewürfelte Tomaten ohne Salzzusatz, mit Saft
- 6 bis 7 Knoblauchzehen, fein gehackt
- 1 l natriumarme Hühner- oder Gemüsebrühe
- 1 TL italienische Gewürzmischung
- ¼ TL frisch gemahlener schwarzer Pfeffer
- 1 Prise rote Paprikaflocken

1. Das Olivenöl in einem großen Topf auf mittlerer bis hoher Stufe erhitzen, bis es schimmert. Dann die Putenwurst hinzufügen und unter Rühren und Zerbröseln mit einem Löffel ungefähr 5 Minuten anbraten, bis sie braun wird.
2. Zwiebel, Paprika und Grünkohl dazugeben und unter Rühren 5 Minuten mitbraten.

3. Den Knoblauch hinzufügen und das Ganze unter ständigem Rühren 30 Sekunden lang weitergaren.
4. Geben Sie nun die weißen Bohnen, die italienische Gewürzmischung, die Tomaten mit Saft, die Hühner- oder Gemüsebrühe, den Pfeffer und die roten Paprikaflocken dazu. Bringen Sie das Ganze zum Köcheln und schalten Sie dann die Hitze zurück. Lassen Sie die Suppe unter gelegentlichem Rühren weitere 5 Minuten kochen, bis sie etwas eingedickt ist.
5. Frieren Sie die Suppe ein, um sie aufzubewahren und zur Arbeit mitzunehmen, oder stellen Sie sie kalt. Im Kühlschrank hält sie sich bis zu 5 Tage. Am einfachsten ist es, wenn Sie die Suppe gleich in mikrowellengeeignete Behälter geben. Erwärmen Sie sie bei Bedarf in der Mikrowelle oder auf dem Herd.

HÜHNERSUPPE MIT NUDELN UND GRÜNEN BOHNEN

Portionen: 4 | Zubereitungszeit: 10 Minuten
Garzeit: 20 Minuten

- 2 EL extra natives Olivenöl
- 1 Zwiebel, gehackt
- 250 g Hähnchenteile ohne Haut und Knochen, in 2,5-cm-Stücke geschnitten
- 1 Karotte, gewürfelt
- ½ kg grüne Bohnen, geputzt
- 1 Selleriestange, gehackt
- 4 Knoblauchzehen, fein gehackt
- 1 ¼ l natriumarme Brühe nach Wahl
- 2 TL getrockneter Rosmarin
- Saft von 1 Zitrone
- ¼ TL Meersalz
- ¼ TL frisch gemahlener schwarzer Pfeffer
- 400 g Reisnudeln

1. Das Olivenöl in einer großen Pfanne auf mittlerer Stufe erhitzen, bis es schimmert. Zwiebel und Hähnchenfleisch hinzufügen und

unter gelegentlichem Rühren ungefähr 5 Minuten lang andünsten, bis die Zwiebel glasig ist.

2. Karotte, Bohnen und Sellerie dazugeben und das Ganze unter Rühren noch 5 Minuten weiterdünsten, bis das Gemüse weich zu werden beginnt.
3. Den Knoblauch hinzufügen und die Mischung unter ständigem Rühren 30 Sekunden lang weitergaren.
4. Brühe, Rosmarin, Zitronensaft, Salz und Pfeffer einrühren und die Suppe zum Köcheln bringen.
5. In einem anderen Topf die Reisnudeln in Wasser zum Kochen bringen und so lange garen, bis sie weich und durchsichtig sind (kann 7 bis 10 Minuten dauern). Dann geben Sie die Nudeln in den Topf mit der Suppe und lassen sie noch 5 Minuten lang mitkochen. Dann ist die Suppe servierfertig!

GRÜNKOHLSALAT MIT WALNÜSSEN, ERDBEEREN UND ZITRUSVINAIGRETTE

Dieser Salat eignet sich hervorragend als leichtes Mittagessen, Snack oder Beilage. Wenn Sie statt des Grünkohls Babyspinat verwenden, haben Sie gleich mundgerechte kleine Salatblätter. Sowohl Spinat als auch Erdbeeren wirken entzündungshemmend und sind hervorragende Vitamin-C-Quellen. Dieser Salat kann als komplette Mahlzeit für die Familie oder als Vorspeise serviert werden.

Portionen: 2 | Zubereitungszeit: 10 Minuten

Für den Salat

- 160 g frische Erdbeeren, in Scheiben geschnitten
- 160 g Kirschtomaten, in Scheiben geschnitten
- 120 g frischer Grünkohl
- 60 g Walnüsse, gehackt
- 4 EL Zitrusvinaigrette

Für die Zitrusvinaigrette (ergibt 375 ml)

- 1 kleine Schalotte, fein gehackt
- 12 EL (180 ml) Olivenöl
- 4 EL Champagner- oder Weißweinessig
- 3 EL frisch gepresster Zitronensaft
- 2 EL frisch gepresster Orangensaft
- ¼ TL fein geriebene Zitronenschale
- grobkörniges Salz und frisch gemahlener schwarzer Pfeffer zum Abschmecken

1. Erdbeeren, Kirschtomaten, Grünkohl und Walnüsse in einer großen Schüssel miteinander vermischen.
2. Alle Zutaten für die Zitrusvinaigrette (außer Salz und Pfeffer) in einem kleinen Gefäß miteinander verrühren.
3. Die Vinaigrette mit Salz und Pfeffer abschmecken und anschließend schütteln, damit sich alle Zutaten gründlich miteinander vermischen.
4. Geben Sie die Vinaigrette über den Salat und schwenken Sie ihn!

TIPPS Wenn Sie diesen Salat aufbewahren oder zur Arbeit mitnehmen möchten, vermischen Sie ihn erst kurz vor dem Verzehr mit der Vinaigrette, da der Grünkohl sonst Wasser verliert. Sie können die Vinaigrette auch weglassen und den Salat einfach mit je einem Esslöffel extra nativem Olivenöl und Essig würzen.

Die Vinaigrette kann eine Woche im Voraus zubereitet werden. Bewahren Sie sie abgedeckt im Kühlschrank auf. Vor dem Gebrauch schütteln.

RUCOLASALAT MIT LACHS UND BROMBEERVINAIGRETTE

Dieser Salat eignet sich hervorragend für die Verwertung von übrig gebliebenem gekochtem Fisch. Statt des Lachses kann man auch Weißfisch, Schalentiere wie beispielsweise Garnelen oder fett- und natriumarmes Fleisch (zum Beispiel Hähnchen oder Truthahn) verwenden.

Portionen: 2 | Zubereitungszeit: 10 Minuten

Für den Salat

- 150 g gegarter Wildlachs, zerteilt
- 120 g Babyrucola
- 2 Frühlingszwiebeln, fein gehackt (weiße und grüne Teile verwenden)
- 60 ml Beerenvinaigrette

Für die Brombeervinaigrette (ergibt 375 ml)

- 4 EL Rotweinessig
- 1 TL kohlenhydratarmes Süßungsmittel
- 1 EL Dijonsenf
- ½ TL Zwiebelpulver
- 60 g frische Brom- oder Blaubeeren
- 4 EL Olivenöl
- grobkörniges Salz und Pfeffer

1. Lachs, Rucola und Frühlingszwiebeln in einer großen Schüssel miteinander vermischen.
2. Alle Zutaten für die Vinaigrette (außer Salz und Pfeffer) in einem kleinen Gefäß miteinander verrühren.
3. Die Vinaigrette mit Salz und Pfeffer abschmecken und schütteln, damit sich alle Zutaten gründlich miteinander vermischen. Lässt sich im Kühlschrank bis zu einer Woche aufbewahren.
4. Geben Sie 4 EL von der Vinaigrette über den Salat und schwenken Sie ihn.

ITALIENISCHER SALAT

Fügen Sie frisches zerkleinertes Gemüse hinzu, um den Nährwert dieses Salats zu erhöhen. Für eine salzärmere Variante können Sie den Speck durch zusätzliches Hühnerfleisch ersetzen.

Portionen: 4 | Zubereitungszeit: 10 Minuten

- 160 g Hähnchenbrust ohne Haut und Knochen, klein geschnitten und kurz angebraten
- 90 g Speck, gewürfelt
- 300 g Kirschtomaten, halbiert
- 1 Dose (420 g) Artischockenböden ohne Salzzusatz, halbiert
- 60 g geriebener Mozzarella
- 1 Salatgurke, gewürfelt
- 6 frische Basilikumblätter
- 4 bis 5 Minzblätter
- 35 g Pinienkerne
- 80 g fettarmer griechischer Naturjoghurt
- 4 EL Apfelessig
- 1 Knoblauchzehe, fein gehackt
- ½ TL frisch gemahlener schwarzer Pfeffer

1. Hähnchenfleisch, Speck, Tomaten, Artischockenböden, Käse, Gurke, Basilikum- und Minzblätter und Pinienkerne in einer großen Salatschüssel miteinander vermischen.
2. In einer anderen Schüssel Joghurt, Essig, Knoblauch und Pfeffer miteinander verquirlen.
3. Geben Sie das Dressing in die Schüssel mit Hähnchenfleisch, Speck und Gemüse und schwenken Sie den Salat, damit sich alle Zutaten gründlich vermischen.

LINSENCURRY

Portionen: 4 | Zubereitungszeit: 10 Minuten | Garzeit: 30 Minuten

- 2 EL extra natives Olivenöl
- 1 Zwiebel, gehackt
- 2 Karotten, gehackt
- 1 rote Paprika, entkernt und gehackt
- 3 Knoblauchzehen, fein gehackt
- 2 EL Currypulver
- 1 TL Kurkuma
- ¼ TL Meersalz
- 1 l natriumarme Gemüsebrühe
- 300 g getrocknete Linsen
- 4 EL Kokosmilch light (wahlweise)

1. Das Olivenöl in einem großen Topf auf mittlerer Stufe ungefähr 1 Minute lang erhitzen, bis es schimmert.
2. Zwiebel, Karotten und rote Paprika etwa 5 Minuten unter Rühren in dem Öl andünsten, bis das Gemüse weich und die Zwiebel glasig werden.
3. Knoblauch, Currypulver, Kurkuma und Salz hinzufügen und unter Rühren 1 Minute lang weitergaren.
4. Gemüsebrühe und Linsen einrühren, das Ganze zum Kochen bringen und die Hitze auf mittlere Stufe herunterschalten. Etwa 20 Minuten lang unter gelegentlichem Umrühren ohne Deckel köcheln lassen, bis die Linsen die gewünschte Konsistenz erreicht haben. (Sie sollten sich zwischen den Fingern zerdrücken lassen.)

TIPPS Wenn Ihr Curry ein bisschen cremiger werden soll, rühren Sie vor dem Servieren bis zu 4 Esslöffel Kokosmilch light ein.

Servieren Sie dazu eine Schüssel gekochten Naturreis oder Quinoa. Dieses Gericht eignet sich gut zum Einfrieren, Sie können es aber auch zusammen mit dem Reis oder der Quinoa in einem Behälter im Kühlschrank aufbewahren und mit zur Arbeit nehmen.

TOFU-GEMÜSE-PFANNE

Pfannengerichte lassen sich schnell und einfach zubereiten und problemlos variieren. Fügen Sie diesem Rezept Ihr Lieblingsgemüse hinzu.

Portionen: 4 | Zubereitungszeit: 10 Minuten | Garzeit: 15 Minuten

- 2 EL extra natives Olivenöl
- 6 Frühlingszwiebeln, gehackt (weiße und grüne Teile verwenden)
- jeweils 1 rote, grüne und orange Paprika, entkernt und in Streifen geschnitten
- 1 Kopf Brokkoli, in 5 bis 6 Stücke geschnitten
- 2 Karotten, gehackt
- 360 g extra fester Tofu, trocken getupft und in circa 1-cm-Würfel geschnitten
- 2 EL natriumarme Ingwersoße

Für die natriumarme Ingwersoße

- 375 ml Hühnerbrühe (oder sonstige Brühe)
- 8 EL Reisessig
- 4 EL natriumarme Sojasoße
- 1 EL Sesamöl
- 1 EL Maisstärke (gesündere Alternativen: Tapiokamehl oder Pfeilwurzelpulver)
- 1 TL Honig
- 2,5 cm langes Stück frische Ingwerwurzel, klein geschnitten (alternativ geht auch Ingwerpulver)

1. Das Olivenöl 1 Minute lang auf mittlerer Stufe in einer großen Pfanne erhitzen (oder so lange, bis es schimmert).
2. Frühlingszwiebeln, Paprika, Brokkoli, Karotten (und sonstiges Gemüse Ihrer Wahl) und den Tofu hinzufügen. Alles 5 bis 7 Minuten lang unter Rühren in dem Öl andünsten, bis das Gemüse weich wird. Falls das Gemüse Ihnen nach 7 Minuten immer noch zu fest erscheint, geben Sie eine Prise Salz dazu und decken Sie die Pfanne ab.
3. Alle Zutaten für die natriumarme Ingwersoße in einen kleinen Topf geben und 3 bis 4 Minuten lang unter Rühren bei schwacher Hitze erwärmen, bis die Soße eindickt.
4. Gießen Sie die Ingwersoße zu dem Gemüse und dem Tofu in die Pfanne und lassen Sie das Ganze unter Rühren weiterkochen, bis die Soße noch ein bisschen mehr eindickt. Das sollte ungefähr 2 Minuten dauern.

TIPPS Dieses Pfannengericht eignet sich gut zum Einfrieren (bis zu 6 Monate) und hält sich im Kühlschrank bis zu 5 Tage. Servieren Sie es mit Naturreis oder einer Portion Quinoa.

Wenn diese Soße glutenfrei sein soll, tauschen Sie die Sojasoße gegen Tamari aus.

CHILI MIT WEISSEN BOHNEN

Dieses Chiligericht passt gut zu Naturreis/Quinoa oder Vollkorntortillas. Statt der weißen können Sie dafür auch rote Bohnen verwenden.

Portionen: 4 | Zubereitungszeit: 10 Minuten | Garzeit: 20 Minuten

- 2 EL extra natives Olivenöl
- 1 rote Zwiebel, fein gehackt
- 1 rote Paprika, fein gehackt
- 3 Knoblauchzehen, fein gehackt
- 1 TL Ingwerpaste
- 1 Dose (470 g) natriumarme weiße Bohnen, abgetropft und abgespült
- 500 ml natriumarme Gemüsebrühe oder Wasser
- 2 EL Chilipulver
- ½ TL Meersalz
- ½ TL getrockneter Oregano
- 1 TL Kreuzkümmelpulver
- 1 Prise Cayennepfeffer
- 1 Avocado, geschält, entkernt und gewürfelt
- 4 EL fettarmer Sauerrahm oder Naturjoghurt
- natriumarme Salsa nach Wunsch

1. Das Olivenöl in einem Topf 1 Minute lang auf mittlerer Stufe erhitzen, bis es schimmert.
2. Zwiebel und Paprika unter Rühren 5 bis 7 Minuten lang in dem Öl andünsten, bis das Gemüse weich wird.
3. Den Knoblauch und die Ingwerpaste hinzufügen und unter ständigem Rühren noch 30 Sekunden mitdünsten.
4. Weiße Bohnen, Gemüsebrühe, Chilipulver, Meersalz, Oregano, Kreuzkümmel und Cayennepfeffer dazugeben und das Ganze zum Kochen bringen. Dann die Hitze auf mittlere Stufe zurückschalten und das Currygericht unter gelegentlichem Umrühren noch 5 Minuten lang köcheln lassen.

5. Mit den Avocadowürfeln bestreuen und servieren. Reichen Sie dazu pro Portion 1 EL fettarmen Sauerrahm oder Naturjoghurt und wenn Sie mögen natriumarme Salsa.

TIPP Dieses Currygericht eignet sich gut zum Einfrieren. Bereiten Sie gleich die doppelte Menge davon zu und frieren Sie es für bis zu 6 Monate ein oder bewahren Sie es bis zu 5 Tage lang im Kühlschrank auf. Auf dem Herd oder in der Mikrowelle erwärmen.

SÜSSSAURE TOFU-GEMÜSE-PFANNE

Für dieses Rezept können Sie jedes Gemüse der Saison verwenden und den Tofu auf Wunsch auch durch Edamame-Bohnen ersetzen. Als Beilage eignet sich Naturreis oder Quinoa.

Portionen: 4 | Zubereitungszeit: 10 Minuten | Garzeit: 15 Minuten

- 2 EL extra natives Olivenöl
- 1 Küchenzwiebel, in dünne Scheiben geschnitten
- 1 grüne Paprika, entkernt und in dünne Scheiben geschnitten
- 180 g Brokkoliröschen
- 250 g extra fester Tofu, in 1,5- bis 2,5-cm-Stücke geschnitten
- 2 Knoblauchzehen, fein gehackt
- 150 g Ananasstücke aus der Dose, abgetropft, mit ¼ des Safts
- 1 EL Reisessig
- 1 EL brauner Zucker
- 1 EL natriumarme Sojasoße
- 1 TL frischer Ingwer, geschält und gerieben
- ½ TL Maisstärke

1. Das Olivenöl in einer beschichteten Pfanne auf mittlerer Stufe eine Minute lang leicht erhitzen.
2. Zwiebel, Paprika, Brokkoli und Tofu ungefähr 7 Minuten lang in dem Öl andünsten, bis das Gemüse weich wird. Bei Bedarf umrühren.
3. Den Knoblauch dazugeben und 30 Sekunden mitdünsten.
4. Die Ananas ohne den Saft hinzufügen und das Ganze weitere 2 Minuten garen.
5. In einer Schüssel Ananassaft, Essig, Zucker, Sojasoße, Ingwer und Maisstärke zu einer glatten Soße verquirlen. Geben Sie die Soße zu dem Tofu und dem Gemüse in die Pfanne und lassen Sie die Mischung noch ungefähr 2 Minuten lang köcheln, bis die Soße eindickt.

LINSENEINTOPF MIT GERSTENGRAUPEN

Dieser Eintopf ist eine vollwertige Mahlzeit. Sie können die Gerstengraupen durch Farro ersetzen, falls Ihnen das von der Konsistenz her angenehmer ist.

Portionen: 4 | Zubereitungszeit: 10 Minuten | Garzeit: 40 Minuten

- 2 EL extra natives Olivenöl
- 1 Küchenzwiebel, gehackt
- 2 Karotten, gehackt
- 2 Selleriestangen, gehackt
- 1 Knoblauchzehe, fein gehackt
- 1 ½ l natriumarme Gemüsebrühe
- 1 Dose (475 g) Tomatenpassata ohne Salzzusatz
- 150 g Gerstengraupen
- 150 g getrocknete Linsen
- 1 Lorbeerblatt
- 1 EL getrockneter Thymian
- 1 EL Maisstärke
- 1 EL Wasser
- 1 TL Kurkuma
- ¼ TL frisch gemahlener schwarzer Pfeffer

1. Das Olivenöl in einer beschichteten Pfanne auf mittlerer Stufe ungefähr eine Minute lang erhitzen, bis es schimmert.
2. Zwiebel, Karotten und Sellerie ungefähr 5 Minuten lang unter Rühren in dem Öl andünsten, bis das Gemüse weich und die Zwiebel glasig wird.
3. Den Knoblauch hinzufügen und 30 Sekunden lang mitdünsten.
4. Gemüsebrühe, Tomaten, Gerstengraupen, Linsen, Lorbeerblatt, Thymian, Kurkuma und Pfeffer einrühren und alles zum Kochen bringen. Dann die Hitze auf niedrige Stufe herunterschalten und das Ganze unter häufigem Umrühren etwa 25 Minuten köcheln lassen, bis Graupen und Linsen weich sind. Das Lorbeerblatt herausnehmen und entsorgen.

5. In einer Schüssel die Maisstärke und das Wasser zu einer glatten Mischung verquirlen, in den Eintopf einrühren und ein paar Minuten lang mitköcheln lassen, bis er einzudicken beginnt. Umrühren nicht vergessen!

Variante mit Reis: Falls Sie dieses Gericht glutenfrei zubereiten möchten, ersetzen Sie die Gerstengraupen durch 200 g Naturreis. Fügen Sie dann die Linsen hinzu und lassen Sie den Eintopf weitere 25 Minuten kochen, bis Reis und Linsen weich sind. Sie können den Naturreis auch separat kochen und erst kurz vor dem Servieren unterrühren.

TIPP Wenn Sie die doppelte Menge von diesem Eintopf zubereiten und viel übrig bleibt, können Sie die Reste für bis zu 6 Monate einfrieren. Im Kühlschrank hält sich der Eintopf etwa 5 Tage.

ROTE BOHNEN MIT NATURREIS

Rote Bohnen und Reis sind eine würzige traditionelle Kombination aus der Cajun-Küche, dazu passen Würstchen sehr gut. Doch auch die vegane Variante in diesem Rezept zeichnet sich durch das typische pikante Cajun-Aroma aus.

Portionen: 4 | Zubereitungszeit: 10 Minuten | Garzeit: 15 Minuten

- 2 EL extra natives Olivenöl
- 1 Küchenzwiebel, gehackt
- 1 grüne Paprika, entkernt und gehackt
- 1 Selleriestange, gehackt
- 125 ml natriumarme Gemüsebrühe
- 1 Dose (470 g) natriumarme Kidneybohnen, abgespült und abgetropft
- 200 g Naturreis, gekocht
- 1 TL Knoblauchpulver
- 1 TL getrockneter Thymian
- ½ TL getrockneter Oregano
- 1 Prise rote Paprikaflocken
- ½ TL frisch gemahlener schwarzer Pfeffer
- 2 TL Chilisoße

1. Das Olivenöl in einem großen Topf auf mittlerer Stufe 1 Minute lang erhitzen, bis es schimmert.
2. Zwiebel, Paprika und Sellerie hinzufügen und ungefähr 5 Minuten lang unter ständigem Rühren im Öl andünsten.
3. Gemüsebrühe, Kidneybohnen, Naturreis, Knoblauchpulver, Thymian, Oregano, rote Paprikaflocken, schwarzen Pfeffer und Chilisoße dazugeben und 5 Minuten lang unter Rühren köcheln lassen, bis alle Zutaten durchgewärmt sind.

TIPP Wenn Sie es gern scharf mögen, fügen Sie noch ¼ TL Cayennepfeffer hinzu. Beginnen Sie am besten erst mal mit einer Prise, probieren Sie das Gericht dann und geben Sie bei Bedarf noch etwas mehr dazu, bis die gewünschte Schärfe erreicht ist.

BALSAMICO-HÄHNCHENBRUST MIT ROSENKOHL

Portionen: 4 | Zubereitungszeit: 10 Minuten | Garzeit: 30 Minuten

- 4 EL extra natives Olivenöl
- 4 Stücke Hähnchenbrust ohne Knochen zu je 90 g, geklopft
- ½ TL Meersalz
- ¼ TL frisch gemahlener schwarzer Pfeffer
- 350 g Rosenkohl (Enden abgeschnitten und Blättchen voneinander getrennt)
- 8 EL gereifter Balsamicoessig
- 1 Prise rote Paprikaflocken

1. 1½ TL Olivenöl in einer großen beschichteten Pfanne bei mittlerer bis hoher Stufe ungefähr 1 Minute lang erhitzen, bis es schimmert.
2. Die Hähnchenteile mit ¼ TL Salz und ¼ TL Pfeffer würzen, in der Pfanne nacheinander etwa 3 Minuten pro Seite braten, bis sie durchgegart sind, nach dem Umdrehen noch mal 1½ TL Olivenöl hinzufügen. Dann nehmen Sie das Fleisch aus der Pfanne, decken es mit Alufolie ab und stellen es beiseite.
3. Den restlichen EL Olivenöl in der Pfanne erhitzen, bis das Öl schimmert. Den Rosenkohl mit dem restlichen ¼ Teelöffel Salz hinzufügen und ungefähr 3 Minuten in dem Öl braten, bis er weich wird. Wenn Sie Ihren Rosenkohl gern gebräunt mögen, braten Sie ihn unter gelegentlichem Rühren noch weitere 15 Minuten (oder bis er den gewünschten Bräunungsgrad erreicht hat).
4. Den Balsamicoessig und die Paprikaflocken hinzufügen und zum Köcheln bringen. Das Hähnchenfleisch in die Pfanne geben und mehrmals in der Rosenkohl-Essig-Mischung wenden, bis es sich mit dem Essig überzogen hat. Zum Schluss geben Sie die Rosenkohlblätter mit dem Löffel über das Fleisch.

TIPPS Um den Rosenkohl zuzubereiten, schneiden Sie die Enden von den Röschen ab; dann lassen sich die Blätter leicht abtrennen. Mit diesem Trick kann man die Garzeit des Rosenkohls erheblich verkürzen.

Sie können den Rosenkohl auch getrennt garen. Heizen Sie dazu den Backofen auf 200 Grad vor, schneiden Sie die Enden ab und halbieren Sie die Röschen. Dann legen Sie sie mit der Schnittfläche nach unten in einer einzelnen Schicht in ein umrandetes Backblech und beträufeln sie mit 1 EL Olivenöl. Garen Sie die Röschen 45 bis 50 Minuten (oder bis sie gebräunt sind).

Nachdem Sie das Hähnchenfleisch in der Pfanne gebraten haben, fügen Sie den Balsamicoessig und die roten Paprikaflocken hinzu und lassen das Ganze noch ungefähr 5 Minuten köcheln, bis die Flüssigkeit auf die Hälfte reduziert ist. Wenden Sie die Hähnchenstücke in dem warmen Balsamicoessig, um sie damit zu überziehen. Zum Schluss geben Sie den angewärmten Balsamicoessig mit einem Löffel über das Hähnchen und den Rosenkohl.

PUTENBRUST MIT WILDREIS UND BLATTSPINAT

Der gekochte Wildreis in diesem Rezept enthält viel Vitamin B6 und Magnesium, außerdem verleiht er dem Gericht ein angenehmes Aroma und eine schön knackige Konsistenz.

Portionen: 4 | Zubereitungszeit: 10 Minuten | Garzeit: 20 Minuten

- 2 EL extra natives Olivenöl
- 360 g Putenbrusthackfleisch (7 % Fett)
- 60 g Blattspinat, entstielt und gehackt
- 1 rote Zwiebel, gehackt
- Saft von 1 Zitrone
- 1 TL Kurkuma
- ½ TL Meersalz
- 200 g gekochter Wildreis
- 2 Knoblauchzehen, fein gehackt

1. Das Olivenöl in einer beschichteten Pfanne ungefähr 1 Minute lang erhitzen, bis es schimmert.
2. Das Putenhackfleisch etwa 5 Minuten lang unter Rühren in dem Öl anbraten und dabei mit einem Löffel zerkrümeln, bis es anfängt, braun zu werden.
3. Den Spinat hinzufügen und die Mischung ungefähr 5 Minuten weiterbraten, bis der Spinat weich wird.
4. Rote Zwiebel, Zitronensaft, Kurkuma, Salz und Wildreis dazugeben und unter gelegentlichem Umrühren weitere 5 Minuten garen.
5. Zum Schluss den Knoblauch hinzufügen und das Ganze unter weiterem Umrühren noch 30 Sekunden durchwärmen.

TIPP Wildreis hat eine Garzeit von ungefähr 45 Minuten. Planen Sie also ein bisschen voraus, damit Sie die Zubereitung dieses Gerichts möglichst wenig Zeit kostet. Wenn Sie gleich eine größere Menge von dem Reis kochen und in Portionen zu je einer Tasse einfrieren, sparen Sie Zeit für die Zubereitung Ihrer Mahlzeiten während der Woche. Tauen Sie den Reis im Kühlschrank oder in der Mikrowelle auf und geben Sie ihn dann zu dem Gericht.

CHINESISCHE PFANNE MIT PUTENBRUST UND CHINAKOHL

Servieren Sie dieses Gericht mit 200 g Naturreis oder Quinoa.

Portionen: 4 | Zubereitungszeit: 10 Minuten | Garzeit: 15 Minuten

- 450 g Chinakohl (oder Babychinakohl), in mundgerechte Stücke geschnitten
- 2 EL extra natives Olivenöl
- 360 g extra mageres Putenbrusthackfleisch (1 % Fett)
- 6 Frühlingszwiebeln, in Scheiben geschnitten (weiße und grüne Teile verwenden), und noch ein bisschen mehr zum Garnieren
- 2 EL Ingwersoße (Rezept siehe Seite 155)
- 2 EL Sesamsamen, geröstet

1. Das Olivenöl in einer großen beschichteten Pfanne auf mittlerer bis hoher Stufe 1 Minute lang erhitzen, bis es schimmert.
2. Das Putenhack etwa 5 Minuten lang unter Rühren in dem Öl anbraten und dabei mit einem Löffel zerbröseln.
3. Frühlingszwiebeln und Chinakohl hinzufügen und die Mischung ungefähr 3 Minuten unter Rühren weitergaren, bis das Gemüse weich wird.
4. Die Ingwersoße dazugeben und das Ganze noch 2 Minuten auf der Herdplatte stehen lassen, bis die Soße eindickt. Bestreuen Sie das Gericht mit Sesamsamen und den restlichen Frühlingszwiebeln.

SPAGHETTI MIT FLEISCHBÄLLCHEN UND TOMATENSOSSE

Portionen: 4 | Zubereitungszeit: 15 Minuten | Garzeit: 35 Minuten

- 60 g Vollkornsemmelbrösel
- 125 ml fettarme Milch oder Pflanzenmilch
- 360 g Hähnchenbrusthackfleisch
- ½ Zwiebel, fein gehackt
- 1 großes Ei, verquirlt
- 1 TL italienische Gewürzmischung
- 1 TL Knoblauchpulver
- ½ TL Meersalz
- ⅛ TL frisch gemahlener schwarzer Pfeffer
- 1 Prise rote Paprikaflocken
- 2 EL extra natives Olivenöl
- 1 Dose natriumarmes Tomatenpüree
- 120 g Vollkornspaghetti, gekocht

1. In einer großen Schüssel das Paniermehl mit der Milch verrühren und 10 bis 15 Minuten quellen lassen. Dann Hähnchenbrust, Zwiebel, Ei, italienische Gewürzmischung, Knoblauchpulver, Salz, Pfeffer und Paprikaflocken in die Paniermehlmischung geben und alles miteinander vermengen. Formen Sie die Mischung zu Fleischbällchen.
2. Das Olivenöl bei mittlerer bis hoher Stufe 1 Minute lang in einer beschichteten Pfanne erhitzen, bis es schimmert.
3. Die Fleischbällchen ungefähr 15 Minuten lang unter gelegentlichem Wenden portionsweise in dem Öl braten, bis sie gar sind.
4. Geben Sie das Tomatenpüree zu den Fleischbällchen, lassen Sie das Ganze etwa 5 Minuten köcheln und wenden Sie die Fleischbällchen dabei, damit sie sich von allen Seiten mit der Tomatensoße überziehen. Zum Schluss löffeln Sie die Soße mit den Fleischbällchen über die Spaghetti.

Glutenfreie Variante: Sie können für dieses Rezept glutenfreie Spaghetti oder Zucchininudeln verwenden. Mit einem Spiralschneider »Zoodles« herstellen oder die Zucchini mit dem Gemüseschäler in Streifen schälen und diese anschließend mit einem scharfen Messer zu Nudeln schneiden. Verwenden Sie dann bitte auch glutenfreies Paniermehl für die Fleischbällchen.

PESTO-HUHN MIT GERÖSTETEN TOMATEN

Servieren Sie dieses Gericht mit Vollkornnudeln, Naturreis oder gebackenen Süßkartoffeln, damit können Sie sogar bei einer Party Furore machen! Falls etwas davon übrig bleiben sollte, können Sie die Reste in einen Salat geben oder in der Mikrowelle aufwärmen, das ergibt eine schnelle, köstliche Mahlzeit.

Portionen: 4 | Zubereitungszeit: 10 Minuten | Garzeit: 1 Stunde

- 4 Hähnchenschenkel oder -brüste ohne Haut und Knochen
- 450 g Kirschtomaten, halbiert
- 1 bis 2 EL Pesto

1. Den Backofen auf 190 Grad vorheizen.
2. Die Kirschtomaten in einer gleichmäßigen Schicht auf dem Boden einer Auflaufform mit Rand verteilen und die Hähnchenteile darauflegen. Mit dem Löffel etwas von dem Pesto über jedes Hähnchenteil geben. Backen Sie das Gericht ungefähr eine Stunde lang, bis der Saft aus dem Fleisch austritt.

TIPP Wenn Sie Hähnchenschenkel oder -brüste ohne Haut verwenden, empfiehlt es sich, die Tomaten mit 2 EL extra nativem Olivenöl zu vermischen, bevor Sie sie in die Auflaufform geben.

HÄHNCHEN-SATAY MIT ERDNUSSSOSSE

Die Erdnusssoße kann man problemlos selbst zubereiten und sie schmeckt wirklich köstlich zu diesem Hähnchen-Satay, aber auch zu anderen Fleischsorten. Servieren Sie das Hähnchen mit Naturreis und einem Salat, um eine vollwertige Mahlzeit daraus zu machen. Die meisten Hähnchen-Satays werden auf Spießen gegrillt, doch es ist genauso einfach, sie ohne Spieße zuzubereiten.

Portionen: 4 | Zubereitungszeit: 15 Minuten (plus 4 Stunden zum Marinieren) | Garzeit: 10 Minuten

Für das Satay

- 2 EL natriumarme Sojasoße
- 4 bis 5 Knoblauchzehen, fein gehackt
- 1 EL frischer Ingwer, geschält und gerieben
- Saft von 2 Limetten
- ½ TL Korianderpulver
- 360 g Hähnchenbrust ohne Knochen, in circa 1 cm breite Streifen geschnitten

Für die Erdnusssoße

- 6 Frühlingszwiebeln, fein gehackt (weiße und grüne Teile verwenden)
- 125 g natürliche Erdnussbutter ohne Salzzusatz
- 4 EL fettarme Kokosmilch
- 2 EL frische Korianderblätter
- 1 Knoblauchzehe, fein gehackt
- 1 EL natriumarme Sojasoße
- 2 TL frisch gepresster Limettensaft
- 1 TL frischer Ingwer, geschält und gerieben
- 1 TL Sesamöl
- 1 Prise rote Paprikaflocken

1. Für das Satay Sojasoße, Knoblauch, Ingwer, Limettensaft und Koriander im Mixer glatt pürieren, in einen Reißverschlussbeutel geben und das Hähnchenfleisch hinzufügen. Den Beutel verschließen und das Fleisch 4 Stunden lang im Kühlschrank marinieren lassen.
2. Den Grill auf höchster Stufe vorheizen und einen Rost in die höchste Position schieben. Das Hähnchenfleisch aus der Marinade nehmen, in eine Grillpfanne legen und 5 bis 7 Minuten lang über dem Grill braten, bis nur noch klarer Saft austritt.
3. Alle Zutaten für die Erdnusssoße in einem Mixer oder einer Küchenmaschine glatt pürieren. Geben Sie die Soße mit dem Löffel über das Hähnchen-Satay und servieren Sie es.

TIPP Wenn Sie das Satay grillen möchten, weichen Sie die Holzspieße während der Marinierzeit des Hähnchenfleischs in Wasser ein. Dann stecken Sie das Fleisch auf die Spieße. Heizen Sie den Grill auf höchster Stufe vor und streichen Sie ihn mit Öl ein. Grillen Sie die Fleischspieße ungefähr 2 bis 3 Minuten pro Seite und servieren Sie sie mit der Erdnusssoße.

BOWL MIT HÄHNCHEN, REIS, AVOCADO UND TOMATE

Das Schöne an diesem Gericht ist, dass es sich so schnell zubereiten und problemlos variieren lässt – je nachdem, was Sie gerade im Kühlschrank haben.

Portionen: 4 | Zubereitungszeit: 15 Minuten (plus 4 Stunden zum Marinieren) | Garzeit: 10 Minuten

- Saft von 2 Limetten
- 6 Frühlingszwiebeln, grob gehackt (weiße und grüne Teile verwenden)
- 3 frische Korianderblätter
- 2 Knoblauchzehen, fein gehackt
- 1 TL Chilipulver
- ½ TL Meersalz
- 3 EL extra natives Olivenöl
- 360 g Hähnchenbrust ohne Knochen, in 1,2 cm breite Streifen geschnitten
- 200 g gekochter Naturreis
- 1 Avocado, geschält, entkernt und gewürfelt
- 1 Tomate, gewürfelt
- 80 g fettarmer griechischer Naturjoghurt

1. Limettensaft, Frühlingszwiebeln, Korianderkraut, Knoblauch, Chilipulver, Salz und 2 EL Olivenöl in einer Küchenmaschine zu einer glatten Mischung verarbeiten.
2. 2 EL von dieser Marinade beiseitestellen und den Rest in einen Reißverschlussbeutel füllen. Das Hähnchenfleisch hineingeben und den Beutel verschließen. Lassen Sie das Fleisch mindestens 4 Stunden lang im Kühlschrank in der Marinade ziehen.
3. Das restliche Olivenöl in einer großen beschichteten Pfanne auf mittlerer bis hoher Stufe erhitzen, bis es schimmert (1 Minute).
4. Das Hähnchenfleisch aus der Marinade nehmen, trocken tupfen und 5 bis 7 Minuten lang in dem heißen Öl anbraten. Die beiseitegestellte Marinade hinzufügen und noch eine Minute lang garen.
5. Den Reis in 4 Schalen verteilen und Hähnchenfleisch, Avocado, Tomate und einen Klecks Joghurt darübergeben.

SCHWEINEKOTELETTS MIT APFEL-INGWER-SOSSE

Wenn Sie nicht genügend Zeit haben, um frische Apfel-Ingwer-Soße zuzubereiten, rühren Sie einen Esslöffel geschälten, geriebenen frischen Ingwer in gekauftes ungesüßtes Apfelmus.

Portionen: 4 | Zubereitungszeit: 10 Minuten
Garzeit: 20–30 Minuten

- 4 süßsäuerliche Äpfel, geschält, entkernt und zerkleinert
- 190 ml Wasser
- 2 EL brauner Zucker
- 1 EL frischer Ingwer, gerieben und geschält, oder 1 TL Ingwerpulver
- 1 TL getrockneter Thymian
- ½ TL Meersalz
- ¼ TL frisch gemahlener schwarzer Pfeffer
- 4 dünn geschnittene Schweinekoteletts, von überschüssigem Fett befreit
- 2 EL extra natives Olivenöl

1. Äpfel, Wasser, Zucker und Ingwer in einen großen Topf geben und 15 bis 20 Minuten lang zugedeckt kochen, bis die Äpfel weich sind.
2. In einer kleinen Schüssel Thymian, Salz und Pfeffer vermischen und über die Schweinekoteletts streuen.
3. Das Olivenöl in einer großen Pfanne auf mittlerer bis hoher Stufe erhitzen, bis es schimmert, und die Schweinekoteletts darin ungefähr 3 Minuten pro Seite goldbraun braten.
4. Zum Servieren geben Sie die Apfelsoße mit einem Löffel über die Schweinekoteletts.

HACKFLEISCHMUFFINS

In Muffins wird Hackfleisch viel schneller gar als in einem großen Hackbraten. Servieren Sie die Muffins mit gedämpftem Gemüse (beispielsweise grünen Bohnen), Naturreis oder gerösteten Babykartoffeln.

Portionen: 6 | Zubereitungszeit: 10 Minuten
Garzeit: 30 Minuten

- 60 g Vollkornsemmelbrösel
- 125 ml fettarme Milch oder Pflanzenmilch
- 270 g extra mageres Rinderhackfleisch (5 % Fett)
- 270 g mageres Putenhackfleisch (7 % Fett)
- 2 EL Dijonsenf
- 2 Karotten, geraspelt
- ½ rote Zwiebel, fein gehackt
- 1 EL getrockneter Thymian
- 1 TL Knoblauchpulver
- ¼ TL Meersalz
- ¼ TL frisch gemahlener schwarzer Pfeffer

1. Den Backofen auf 180 Grad vorheizen.
2. In einer großen Schüssel die Semmelbrösel mit der Milch vermengen. 5 Minuten quellen lassen und dann die restlichen Zutaten dazugeben. Alles gründlich vermischen.
3. Die Fleischmischung in eine 12er-Muffinform drücken und 25 bis 30 Minuten lang im Ofen backen, bis das Fleisch eine Innentemperatur von 70 Grad erreicht hat.

TIPP Diese Muffins kann man in einem Reißverschlussbeutel für bis zu 6 Monate einfrieren. Im Kühlschrank auftauen und in der Mikrowelle erwärmen.

Dessert

SCHOKO-MANDEL-BAISER

Dieses Rezept ist nicht schwierig. Das Backen der Kekse dauert zwar eine Weile, doch der Aufwand lohnt sich: Die leichten, knusprigen Schokokekse schmecken lecker und sättigen. Verwenden Sie einen Schneebesen oder Standmixer, damit die Baisermasse die richtige Konsistenz erhält.

Ergibt: 18 Kekse | Vorbereitungszeit: 15 Minuten
Backzeit: 25 Minuten

- 3 große Eiklar
- 1 Prise Weinsteinbackpulver
- 1 Prise Salz
- ½ TL Mandelextrakt
- 130 g Zucker
- 1 EL ungesüßtes Kakaopulver

1. Den Backofen auf 150 Grad vorheizen. Ein Backblech mit Backpapier auslegen und beiseitestellen.
2. In einer Schüssel Eiklar, Weinstein, Salz und Mandelextrakt miteinander vermischen und schaumig schlagen.
3. Esslöffelweise den Zucker hinzufügen und die Mischung ungefähr 7 Minuten lang weiterschlagen, bis sich steife Spitzen bilden. Dann vorsichtig das Kakaopulver unterheben. Geben Sie die Baisermasse mit dem Löffel in 18 Portionen auf das vorbereitete Backblech.
4. 20 bis 25 Minuten backen, bis die Kekse knusprig sind.

HAFERFLOCKENKEKSE MIT GETROCKNETEN CRANBERRYS

Cranberrys haben einen hohen Gehalt an Antioxidanzien und Hafer liefert herzgesunde lösliche Ballaststoffe. Diese Haferflockenkekse enthalten allerdings auch Butter, wenn Sie also aus Gesundheitsgründen nicht zu viele gesättigte Fette zu sich nehmen dürfen, halten Sie sich genau an die bei den Zutaten angegebene Buttermenge, um Ihre PUG-Vorgaben nicht zu überschreiten.

Ergibt: 12 Kekse | Vorbereitungszeit: 15 Minuten
Backzeit: 10 Minuten

- 125 g Haferflocken
- 50 g Leinsamen
- 30 g Mehl
- 1 TL Zimtpulver
- ½ TL Ingwerpulver
- ¼ TL Backnatron
- ¼ TL Backpulver
- 1 Prise Salz
- Schale von 1 Orange
- 150 g getrocknete Cranberrys
- 6 EL ungesalzene Butter, bei Zimmertemperatur
- 160 g brauner Zucker
- 1 TL Vanilleextrakt
- 1 großes Ei, verquirlt

1. Den Backofen auf 180 Grad vorheizen. Ein Backblech mit Backpapier auslegen und beiseitestellen.
2. In einer mittelgroßen Schüssel Haferflocken, Leinsamen, Mehl, Zimt, Ingwer, Natron, Backpulver, Salz, Orangenschale und Cranberrys miteinander vermischen; die Masse beiseitestellen.
3. In einer großen Schüssel Butter, Zucker und Vanille miteinander vermengen und zum Schluss das Ei einrühren. Die trockenen zu den feuchten Zutaten geben und weiterrühren, bis sich alles gut vermischt hat. 12 Esslöffelportionen von dem Teig auf das vorbereitete Backblech geben.
4. 8 bis 10 Minuten backen, bis die Kekse gebräunt sind.

TIPP Diese Kekse eignen sich gut zum Einfrieren, sodass Sie die ganze Woche über davon zehren können. Sie können den Teig vor dem Backen aber auch in Einzelportionen einfrieren und die Kekse einzeln backen, sodass immer ein frischer warmer Keks auf Sie wartet, wenn Sie Appetit auf etwas Süßes haben.

CHIASAMEN-PUDDING MIT HONIG, ZITRONENSCHALE UND BEEREN

Wenn man Chiasamen über Nacht einweicht, quellen sie auf und bilden eine gallertartige Masse – so entsteht ein einfacher und doch schmackhafter Pudding, der nicht gekocht zu werden braucht. Bestreuen Sie ihn vor dem Servieren mit frischen Beeren Ihrer Wahl.

Portionen: 4
Zubereitungszeit: 10 Minuten (plus eine Nacht zum Kaltstellen)

- 6 EL Chiasamen
- ½ l fettarme Milch oder Pflanzenmilch
- 2 EL Honig
- Schale von 1 Zitrone
- 120 g frische Beeren nach Wahl

In einer mittelgroßen Schüssel Chiasamen, Milch, Honig und Zitronenschale miteinander verquirlen und diese Mischung auf 4 (jeweils etwa 120 g fassende) Dessertschalen verteilen. Mit Frischhaltefolie abdecken und über Nacht in den Kühlschrank stellen. Geben Sie auf jeden Pudding ein Viertel der Beeren Ihrer Wahl.

TIPP Sie können diesem Pudding die gewünschte Konsistenz verleihen, indem Sie entweder mehr Flüssigkeit (für einen dünnflüssigeren Pudding) oder mehr Chiasamen (für einen dickeren Pudding) hinzufügen. Überprüfen Sie die Konsistenz ungefähr 30 Minuten vor dem Servieren. Wenn er zu dünn ist, geben Sie noch einen Teelöffel Chiasamen hinein und lassen ihn weitere 30 Minuten quellen. Falls der Pudding zu dick ist, rühren Sie teelöffelweise Milch ein, bis er die gewünschte Konsistenz hat.

BACKÄPFEL

Dieses Dessert schmeckt im Herbst, wenn Äpfel Saison haben, am köstlichsten. Wählen Sie dafür süßsäuerliche Äpfel, sie verleihen diesem Nachtisch das beste Aroma und die beste Konsistenz. Servieren Sie dazu eine Kugel fettarmen, gefrorenen Vanillejoghurt oder verrühren Sie einen Esslöffel reinen Ahornsirup und 50 Gramm fettarmen griechischen Naturjoghurt miteinander und geben Sie je einen Löffel von dieser Mischung über die warmen Äpfel.

Portionen: 4 | Zubereitungszeit: 10 Minuten
Backzeit: 30 Minuten

- 4 Äpfel
- 50 g brauner Zucker
- ½ TL Ingwerpulver
- ½ TL Zimtpulver
- 4 TL ungesalzene Butter
- 4 EL gehackte Walnüsse

1. Den Backofen auf 180 Grad vorheizen.
2. Von jedem Apfel den oberen Teil (ungefähr ½ cm) abschneiden und mit einem Löffel oder Messer das Kerngehäuse herausschneiden. Lassen Sie den unteren Teil jedes Apfels unversehrt, sodass er eine Schale für die süße Füllung bildet.
3. Die Äpfel mit der Schnittseite nach oben in eine kleine Auflaufform legen. In einer kleinen Schüssel Zucker, Ingwer und Zimt miteinander verrühren und diese Mischung mit dem Löffel in die Äpfel füllen.
4. Einen Teelöffel Butter pro Apfel auf die Füllung geben und die Walnüsse darüberstreuen. Backen Sie die Äpfel ungefähr 30 Minuten lang, bis sie weich sind.

SETZEN SIE IHRE GUTEN VORSÄTZE IN DIE TAT UM!

Wir haben diesen Weg mit der Erkenntnis begonnen, dass es gar nicht so einfach ist, einen zu hohen Harnsäurespiegel in den Griff zu bekommen. Aber es ist machbar, wenn Sie sich entschließen, frühzeitig aktiv zu werden.

Ein erster Schritt kann darin bestehen, sich vor Augen zu halten, was für Konsequenzen es hat, wenn Sie nichts gegen Ihre erhöhten Harnsäurewerte tun. Wie Sie vielleicht schon gemerkt haben, schleicht sich dieses Problem mit Vorliebe gerade dann in unser Leben, wenn wir besonders viel Stress haben und unseren Alltag ungesund gestalten – wenn wir nicht auf unsere Ernährung achten oder zu viel essen.

WARUM SOLLTE MAN AUF SEINEN HARNSÄURESPIEGEL ACHTEN?

Ein Zuviel oder Zuwenig – egal wovon – ist niemals gut für unseren Körper. Die Natur hat alles so konzipiert, dass es fein ausbalanciert ist. Das gilt auch für die Harnsäure! Noch einmal: Der Harnsäurespiegel im Blutplasma sollte bei Männern zwischen 3,5 und maximal 8 mg/dl und bei Frauen zwischen 2,5 und 7 mg/dl liegen; dabei ist jeweils die Mitte dieser Spanne optimal.

Wenn man nichts gegen einen zu hohen Harnsäurespiegel unternimmt, kann er Beschwerden verursachen, die das ganze Leben beeinträchtigen. Diese Beschwerden behindern Sie nicht nur in Ihren Alltagsaktivitäten, die erhöhten Harnsäurewerte können mit der Zeit auch zu chronischen Gesundheitsproblemen – Knochen-, Gelenk- und Gewebeschäden, Nieren- und Herz-Kreislauf-Erkrankungen – führen. Zu hohe Harnsäurewerte begünstigen unter anderem die Entstehung von Typ-2-Diabetes, Bluthochdruck, Fettleber und Alzheimer. Das ist der Hauptgrund, warum Sie und Ihre Familie darauf achten sollten, einen erhöhten Harnsäurespiegel rechtzeitig zu behandeln, bevor er ernsthafte Probleme verursacht.

WAS MÜSSEN SIE TUN, UM IHRE HARNSÄURE IN SCHACH ZU HALTEN?

Zunächst einmal sollten Sie auf bestimmte Symptome achten, die darauf hindeuten, dass Ihr Harnsäurespiegel zu hoch sein könnte.

Hier ein paar typische warnende Anzeichen:

1. Gelenkschmerzen: Gicht befällt die Gelenke, am häufigsten Fußknöchel, Knie, Ellbogen, Handgelenke und Finger
2. Anhaltende Beschwerden, nachdem der erste Schmerz abgeklungen ist: Dieses unangenehme Gefühl in den Gelenken kann noch mindestens ein paar Wochen lang anhalten
3. Eingeschränkte Beweglichkeit der Gelenke
4. Geschwollene, druckempfindliche, gerötete Gelenke

Bei solchen Symptomen sollten Sie einen Arzt aufsuchen und außerdem auf Ihre Essgewohnheiten und auf regelmäßige körperliche Aktivität achten. Vergessen Sie auch nicht den Stresslevel-Check aus dem Kapitel »Testen Sie Ihren Stresslevel« ab Seite 79.

Falls der Arzt bei Ihnen einen erhöhten Harnsäurespiegel festgestellt hat, ist es wichtig, sich genau an das verordnete Behandlungsprogramm zu halten, das unter anderem auch die Einnahme von Medikamenten (schulmedizinisch oder alternativ) umfasst.

WIE KÖNNEN SIE IHR LEBEN UMGESTALTEN, UM IHREN HARNSÄURESPIEGEL ZU SENKEN?

1. Führen Sie regelmäßig Tagebuch über Ihr Stressniveau und achten Sie dabei auf bestimmte Muster und Frühwarnsignale, wie im Kapitel »Frühwarnsignale« ab Seite 89 beschrieben.
2. Planen Sie ein Yogaprogramm so, dass Sie dabei in einen harmonischen Einklang mit sich und Ihrem Körper kommen. Überfordern Sie sich nicht!
3. Halten Sie sich an einen Ernährungsplan, der den PUG-Vorgaben entspricht (siehe »Der PUG-Ernährungsplan«, Seite 124).
4. Nehmen Sie regelmäßig purinarme Lebensmittel zu sich und planen Sie Mahlzeiten im Restaurant genau voraus, so wie wir es in diesem Buch erklärt haben.
5. Es ist wichtig, die von Ihrem Arzt verschriebenen Medikamente regelmäßig und konsequent einzunehmen und sich dabei genau an die empfohlene Dosierung zu halten.
6. Nutzen Sie die Rezepte in diesem Buch, damit Ihnen die Zubereitung von Gerichten, die den Ernährungsvorgaben bei Gicht entsprechen, nicht zur Last wird.
7. Bewahren Sie sich Ihre gute Laune und Ihren Optimismus, denn ein erhöhter Harnsäurespiegel ist kein unabwendbares Schicksal. Denken Sie daran: Gicht ist behandelbar – Sie haben es in der Hand!

Anhang

QUELLEN

1 Haifeng Yu et al.: *Relationship Between Serum Uric Acid Level and Nonalcoholic Fatty Liver Disease in Type 2 Diabetes Patients.* Medicine (Baltimore) 100, Nr. 33 (2021), e26946, https://www.ncbi.nlm.nih.gov/pmc/articles/PMC8376353/. »High Uric Acid Level«, Cleveland Clinic, https://my.clevelandclinic.org/health/symptoms/17808-high-uric-acid-level (beide zuletzt abgerufen am 16. Juni 2023)

2 Young Hee Rho, Yanyan Zhu und Hyon K. Choi: *The Epidemiology of Uric Acid and Fructose.* Seminars in Nephrology 31, Nr. 5 (2011), S. 410–419

3 Richard J. Johnson und Peter Andrews: *Ancient Mutation in Apes May Explain Human Obesity and Diabetes.* Scientific American, 1. Oktober 2015, www.scientificamerican.com/article/ancient-mutation-in-apes-may-explain-human-obesity-and-diabetes (zuletzt abgerufen am 16. Juni 2023)

4 Thomas Jensen et al.: *Fructose and Sugar: A Major Mediator of Nonalcoholic Fatty Liver Disease.* Journal of Hepatology 68, Nr. 5 (2018), S. 1063–1075

5 Faranak Ghaemi-Oskouie und Yan Shi: *The Role of Uric Acid as an Endogenous Danger Signal in Immunity and Inflammation.* Current Rheumatology Reports 13, Nr. 2 (2011), S. 160–166

6 Centers for Disease Control and Prevention (CDC.gov): *Facts About Hypertension,* zuletzt aktualisiert am 12. Juli 2022, www.cdc.gov/bloodpressure/facts.htm; siehe Centers for Disease Control and Prevention unter www.cdc.gov und American Heart Association unter www.heart.org

7 Laut Robert-Koch-Institut, https://www.rki.de/DE/Content/Gesundheitsmonitoring/Themen/Chronische_Erkrankungen/Blutdruck_DZHK.pdf?__blob=publicationFile (zuletzt abgerufen am 16. Juni 2023)

8 Ebd.

9 Laut Aussage der Hochdruckliga, https://www.hochdruckliga.de/betroffene/bluthochdruck-bei-kindern (zuletzt abgerufen am 16. Juni 2023)

10 Wei-Zheng Zhang: *Why Does Hyperuricemia Not Necessarily Induce Gout?* Biomolecules 11, Nr. 2 (2021), S. 280

11 David Schretlen: *High-Normal Uric Acid Linked with Mild Cognitive Impairment in the Elderly.* American Psychological Association, https://www.apa.org/news/press/releases/2007/01/uric-cognition#:~:text=High%2Dnormal%20uric%20acid%20levels,hypertension%2C%20smoking%20and%20alcohol%20abuse (zuletzt abgerufen am 16. Juni 2023)

12 Ebd.

13 Shuyi Mi, Liang Gong und Ziqi Sui: *Friend or Foe? An Unrecognized Role of Uric Acid in Cancer Development and the Potential Anticancer Effects of Uric Acid-lowering Drugs.* Journal of Cancer 11, Nr. 17 (2020), S. 5236–5244

14 Weijie Wang et al.: *Increased Risk of Cancer in Relation to Gout.* Mediators of Inflammation (2015): 680853, https://www.ncbi.nlm.nih.gov/pmc/articles/PMC4609488 (zuletzt abgerufen am 16. Juni 2023)

15 Shuyi Mi, Liang Gong und Ziqi Sui: *Friend or Foe? An Unrecognized Role of Uric Acid in Cancer Development and the Potential Anticancer Effects of Uric Acid-lowering Drugs.* Journal of Cancer 11, Nr. 17 (2020), S. 5236–5244

16 Zhao Li et al.: *The Relation of Moderate Alcohol Consumption to Hyperuricemia in a Rural General Population.* International Journal of Environmental Research and Public Health 13, Nr. 7 (2016), S. 732

17 Hyon K. Choi und Gary Curhan: *Beer, Liquor, and Wine Consumption and Serum Uric Acid Level: The Third National Health and Nutrition Examination Survey.* Arthritis and Rheumatism 51, Nr. 6 (2004), S. 1023–1029

18 *Hidden in Plain Sight,* SugarScience.edu, https://sugarscience.ucsf.edu/hidden-in-plain-sight/ (zuletzt abgerufen am 16. Juni 2023)

19 *Per Capita Consumption of High Fructose Corn Syrup in the United States from 2000 to 2019*, Statista, https://www.statista.com/statistics/328893/per-capita-co sumption-of-high-fructose-corn-syrup-in-the-us (zuletzt abgerufen am 16. Juni 2023)

20 Ramesh Aggarwal et al.: *Hyperuricemia: A Lifestyle* Change. Urology and Nephrology Open Access Journal, Nr. 6 (2018), https://medcraveonline.com/medcrave.org/index.php/UNOAJ/article/view/17530/html (zuletzt abgerufen am 16. Juni 2023)

21 Hyon K. Choi und Gary Curhan: *Beer, Liquor, and Wine Consumption and Serum Uric Acid Level: The Third National Health and Nutrition Examination Survey*. Arthritis and Rheumatism 51, Nr. 6 (2004), S. 1023–1029

22 Kathleen Deska Pagana, Timothy J. Pagana und Theresa N. Pagana: *Mosby's Diagnostic & Laboratory Test Reference*. 14. Auflage, St. Louis, MO: Elsevier, 2019

23 Masaru Kubota: *Hyperuricemia in Children and Adolescents: Present Knowlege and Future Directions*. Journal of Nutrition and Metabolism (2019): 3480718; Erika Kuwahara et al.: *Increased Childhood BMI Is Associated with Young Adult Serum Uric Acid Levels: A Linkage Study From Japan*. Pediatric Research 81, Nr. 2 (2017), S. 293–298; Nan Li et al.: *Prevalence of Hyperuricemia and Its Related Risk Factors among Preschool Children from China*. Science Reports 7, Nr. 1 (2017), S. 9448

24 Johannes Trück et al.: *Gout in Pediatric Renal Transplant Recipients*. Pediatric Nephrology 25 (2010), S. 2535–2538

25 Joon Seob Lee et al.: *Impact of Coffee / Green Tea / Soft Drink Consumption on the Risk of Hyperuricemia: A Cross-Sectional Study*. International Journal of Environmental Research and Public Health 18, Nr. 14 (2021), S. 7299

26 Hyon K. Choi und Cary Curhan: *Soft Drinks, Fructose Consumption, and the Risk if Gout in Men: Prospective Cohort Study*. British Medical Journal 336, Nr. 7639 (2008), S. 309–312

27 C. Kiyohara et al.: *Inverse Association between Coffee Drinking and Serum Uric Acid Concentrations in Middle-Aged Japanese Males*. British Journal of Nutrition 82, Nr. 2 (August 1999), https://pubmed.ncbi.nlm.nih.gov/10743484 (zuletzt abgerufen am 16. Juni 2023)

28 Edward Roddy und Hyon Choi: *Epidemiology of Gout*. Rheumatic Diseases Clinics of North America 40, Nr. 2 (2014), S. 155–175

29 Erick Prado de Olivira und Roberto Carlos Burini: *High Plasma Uric Acid Concentration: Causes and Consequences*. Diabetology and Metabolic Syndrome 4, Nr. 4 (2012), S. 12

30 Y. M. Fazil Marikar: *Calcium oxalate stone and gout*. Urological Research 37 (2009), S. 345–347, https://pubmed.ncbi.nlm.nih.gov/19779706/ (zuletzt abgerufen am 16. Juni 2023)

31 Mayo Clinic Staff: *DASH Diet: Tips for Dining Out*. MayoClinic.org, 25. Juni 2021, https://www.mayoclinic.org/healthy-lifestyle/nutrition-and-healthy-eating/in-depth/dash-diet/art-20044759 (zuletzt abgerufen am 16. Juni 2023)

STICHWORTVERZEICHNIS

ÜBER DEN AUTOR UND DIE AUTORIN

Soumitra Sen ist Apotheker. Sein Fokus liegt auf natürlichen und alternativen Behandlungsweisen sowie Ernährung als Medizin. Selbst von Hyperurikämie betroffen, ist es ihm mithilfe eigener Methoden gelungen, seinen Harnsäurewert auf ein gesundes Niveau zu senken und somit die Folgebeschwerden zu bekämpfen.

Urvashi Guha ist Kommunikationswissenschaftlerin und Gründerin einer Agentur für Verhaltensveränderung durch Kommunikation. Als Expertin weiß sie, wie man Inhalte vermittelt, damit sie richtig ankommen und ins eigene Handeln übertragen werden können.